学用黄煌经方

临证录

编著 孟 彪 高立珍
审阅 黄 煌

中国中医药出版社
·北京·

图书在版编目（CIP）数据

学用黄煌经方临证录 / 孟彪，高立珍编著. —北京：中国中医药出版社，2021.12
ISBN 978–7–5132–7182–0

Ⅰ. ①学⋯　Ⅱ. ①孟⋯ ②高⋯　Ⅲ. ①经方－汇编 ②医话－汇编－中国－现代　Ⅳ. ① R289.2 ② R249.7

中国版本图书馆 CIP 数据核字（2021）第 192681 号

中国中医药出版社出版
北京经济技术开发区科创十三街 31 号院二区 8 号楼
邮政编码　100176
传真　010-64405721
河北省武强县画业有限责任公司印刷
各地新华书店经销

开本 710×1000　1/16　印张 12.25　彩页 0.5　字数 181 千字
2021 年 12 月第 1 版　2021 年 12 月第 1 次印刷
书号　ISBN 978–7–5132–7182–0

定价　59.00 元
网址　www.cptcm.com

服 务 热 线　010-64405510
购 书 热 线　010-89535836
维 权 打 假　010-64405753

微信服务号　zgzyycbs
微商城网址　https://kdt.im/LIdUGr
官方微博　http://e.weibo.com/cptcm
天猫旗舰店网址　https://zgzyycbs.tmall.com

如有印装质量问题请与本社出版部联系（010-64405510）
版权专有　侵权必究

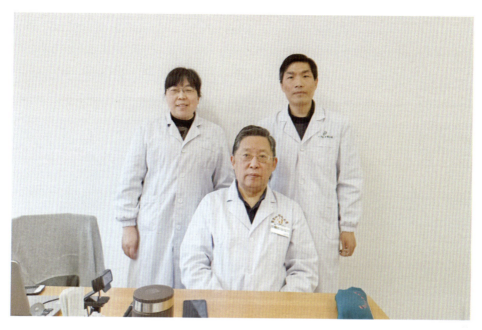

两位作者跟师时与黄煌老师合影

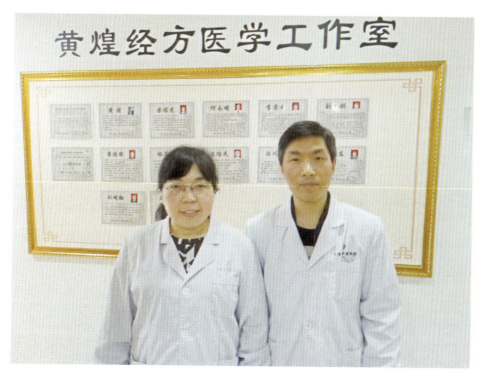

两位作者在黄煌经方医学工作室合影

病史录

日期 2018.9.17

自身免疫性脑炎出院后近月，意识尚可
清晰，睡眠时间长嗜睡，月经3月未至，
大便干结，邻居去逝，腹部充实。

生大黄15g 桂枝20g 桃仁20g
芒硝10g冲 生甘草10g 水蛭10g

七剂   黄煌

黄煌老师书写的病历

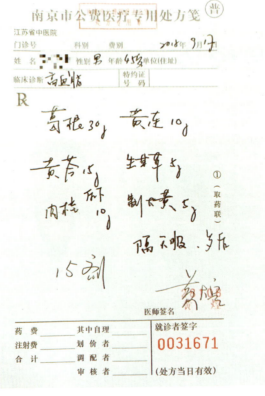

南京市公费医疗专用处方笺

江苏省中医院 2018年9月17日

临床诊断：高血糖

R

葛根30g 黄连10g
黄芩15g 生甘草5g
肉桂后下10g 制大黄5g

隔天服，夕服

15剂   黄煌

就诊者签字 0031671

黄煌老师亲笔处方

黄 序

医案，是中医临床实践的记录，更是医生临床思维活动的记录，辨证论治过程的记录，是中医理、法、方、药综合应用的具体反映形式。医案既是科技档案，也是图书资料，在中医学术研究和中医人才培养方面，均能发挥较大作用。我一直重视医案的整理与研究，也鼓励临床医生要有一本属于自己的医案。孟彪和高立珍两位医师是国家中医药管理局全国中医优秀人才研修项目的学员，这对夫妻学员是有心人。在跟我门诊中，他们记录了一些我的案例，回去以后，又在临床上进一步验证我的思路和经验，也积累了不少案例，居然编辑成了一本小册子且准备出版。我非常欣赏这种学习方法并且提倡这种传播方式。在中医学中，经方是最规范的内容，也最便于复制和传承。我的临床处方用药，其原则方法都来自《伤寒论》《金匮要略》，许多具体的经验还得益于后世医家的启发，如果这本小册子出版后能让更多的临床医生喜欢经方，学用经方，并自觉地推广和传播经方，那就是我最大的满足和期待。

南京中医药大学国际经方学院 黄 煌

2021年端午节

前 言

最早了解黄煌老师还是在20世纪90年代，记得有一次在书店买了一本小书，名曰《中医十大类方》，书虽然不厚，但内容鲜活，读后令人耳目一新。我们把书中所述的内容与临床相结合，虽有一定起色，但仍未能深入，当时就想，如果能见到黄老师本人，并现场跟师学习该有多好啊！当然我们知道那是异想天开，一名基层医生，又相隔千里，怎么可能有机会跟黄老师学习呢。后来，我们又陆续拜读了黄老师写的《医案助读》《用药心悟》《黄煌经方使用手册》《张仲景50味药证》《黄煌经方沙龙》等专著，感觉受益匪浅。转眼在临床摸爬滚打快30年了，我们所治的患者也不在少数，但临床越久，困惑越多，对效果不佳者，亦不知其所以然，每念及此，深感汗颜。

2017年我们双双考取了第四批全国中医临床优秀人才，这为我们跟师学习打开了方便之门。按照国家中医药管理局的要求，我们可以拜三个以上的国医大师、国家级名医及地方名医为师。我试着用微信联系黄老师，向他诉说了我们学习中医的苦闷和学习经方的渴望，希望能拜他为师，并跟师学习。没想到黄老师竟欣然答应我们的请求，同意收我们为徒，我们为之欢呼雀跃达数日之久。

黄老师坐诊的地点分别是江苏省中医院、南京中医药大学国医堂和传统中医门诊部。为保证看病的质量和教学，黄老师一般限号60个，因此老师的号很难挂到。找老师看诊的患者来自全国各地，当然也有国外慕名而来的，他们所患大多是久经治疗而效果不佳的疑难杂症。

黄老师看病很认真，亦很从容，目光温柔而又犀利，看病常能直中要害，所问症状，患者几乎都有。黄老师重视望诊，从患者的胖瘦到患者肤色，从毛发的荣枯到肌肤的甲错，可谓细致入微。黄老师看到典型的病例常会给我们讲解,如桂枝茯苓丸证的面色暗红,下肢皮肤的甲错,肾气丸证面部红得像关公、黑得像包公等,见到一次,我们就会终生难忘。老师也很重视腹诊,几乎每个患者都要做腹诊。黄老师说腹诊对判断疾病的虚实寒热很有意义。

  一女孩患免疫性脑炎,出现了神志改变,黄老师为她做腹诊,当老师的手按到她的左少腹时,她用手推老师的手呼痛。黄老师说这就是《伤寒论》106条所说的:"太阳病不解,热结膀胱……但少腹急结者,乃可攻之,宜桃核承气汤。"结合患者的表现,我们再回想《伤寒论》的原文,是何等的亲切啊!黄老师处以桃核承气汤,果获速效。一个个鲜活的案例牢牢地刻在了我们的脑海中,为我们今后的临床提供了有益的参考。

  黄老师看每一个患者都会把病情与处方写到患者病历本上,其字如行云流水,堪称书法,令人赏心悦目,字里行间都闪现着老师一丝不苟的精神。老师的处方药味很少,基本上用的都是经方,而且很少加减,但疗效却非常好。这充分说明了古方不仅可以治今病,而且其效果还远远好于自己拍拍脑袋所自创的方。

  黄老师说经方并不是中医学的全部,中医临床也未必只有经方能治病,但经方是中医学中最规范的内容,经方药味少,价格低廉,经方惠民。应用经方不加减效果最好,经方口感最好。我们现在所开的处方药味越来越少,有时竟用原方,也是深受老师的影响。

  跟师之余,我们把老师的部分医案进行了整理,心怀忐忑通过微信发给老师请老师指正,未料老师竟大加赞赏,并推荐给李小荣师兄发表在《经方》杂志上。记得有一次黄老师在学术会上讲课,说"麻杏甘石汤梨"是十堰的孟彪医生跟诊时整理的,在台下听课的我非常激动。老师总是找机会把我们进行推介,让我们有更大的发展空间。老师常常鼓励我们说:"不仅要总结老师的经验,也要总结自己的经验,只有总结才能提高。"老师的教诲,我们铭记在心。第一次跟师结束时我写下了一首小诗以表达当时的心情。

跟师黄煌教授

医海拼搏三十年，
苦无建树心不安。
金陵寻师圆旧梦，
再烧炉火用伤寒。

浮沉医海几多难，
勤学苦读志亦坚。
奈何歧途多疑惑，
幸遇黄师解谜团。

跟师归来，我们惊奇地发现，经方已经融入我们的血液，在不知不觉中，我们已经具有了经方思维，并对老师的"方—病—人"及辨方证的思想有了更进一步的认识。

今遵师命，把我们跟师的部分医案，及我们在临床应用经方的治验体会汇集成册，名之曰《学用黄煌经方临证录》。本书内容有三，上篇为我们跟师时整理的黄煌老师50余则医案，虽不完备，但很精彩。下篇是我们学用黄煌经方的临证医案100余则，亦步亦趋，偶有发挥。附篇是我们参加第四批全国中医临床优秀人才的结业论文，即《读名医医案，学用桂枝汤》《〈伤寒杂病论〉应用麻黄探析》，虽不深入，或能开阔视野。这本小册子是我们学用经方的粗浅体会，希望能对读者有所裨益。由于我们水平所限，书中所论不当之处，恳请大家批评指正！

感恩黄煌老师多年来对我们的培养、关心和鼓励，感恩老师百忙之中为本书赐序！

孟彪　高立珍
2021年6月于车城十堰

目 录

上篇　黄煌老师医案赏析

1. 半夏厚朴汤与四逆散治疗过敏性鼻炎案 …… 003
2. 柴胡桂枝汤调理过敏体质案 …… 004
3. 大柴朴汤合桂枝茯苓丸治疗咳喘案 …… 004
4. 小柴胡汤去姜合黄芩汤治疗口腔溃疡案 …… 005
5. 除烦汤治疗灼口综合征案 …… 005
6. 桂枝加葛根汤加味治疗脑梗死案 …… 006
7. 柴胡加龙骨牡蛎汤治疗脑梗死案 …… 006
8. 肾气丸与真武汤治疗帕金森病案 …… 007
9. 三黄四逆汤治疗脱髓鞘脑病案 …… 007
10. 桂枝茯苓丸加味治疗面肌痉挛、尿不尽案 …… 008
11. 大柴胡汤治疗眩晕案 …… 008
12. 小建中汤治疗胸痛案 …… 009
13. 解郁汤治疗胸痹案 …… 009
14. 桂枝茯苓丸合橘枳姜汤加味治疗气促案 …… 010
15. 黄连汤治疗胃病案 …… 010
16. 半夏泻心汤治疗胃病案 …… 011
17. 外台茯苓饮合苓桂术甘汤治疗痰饮病案 …… 012
18. 大柴胡汤加味治疗胰腺疾病案 …… 012
19. 桂枝加人参汤治疗糖尿病案 …… 013
20. 小建中加龙骨牡蛎汤治疗便秘案 …… 013

21. 桂枝茯苓丸合四味健步汤治疗糖尿病案 …………………………… 014
22. 桂枝加厚朴杏子汤治疗便秘案 …………………………………… 014
23. 三方交替服治疗郁证案 …………………………………………… 015
24. 黄芩汤合白头翁汤治疗小肠间质瘤术后不寐案 ………………… 016
25. 麻黄温胆汤与大柴朴汤治疗情绪低落案 ………………………… 017
26. 化痰诸方治疗焦虑症案 …………………………………………… 018
27. 真武汤与温胆汤治疗甲减案 ……………………………………… 020
28. 葛根汤合当归芍药散治疗月经稀发案 …………………………… 020
29. 当归四逆加吴茱萸生姜汤治疗月经稀发案 ……………………… 021
30. 葛根汤合当归芍药散治疗闭经案 ………………………………… 022
31. 黄芩汤合方治疗月经淋漓案 ……………………………………… 023
32. 大柴胡汤合桂枝茯苓丸治疗多囊卵巢综合征案 ………………… 024
33. 三黄四逆汤与桂枝茯苓丸治疗多囊卵巢案 ……………………… 025
34. 柴归汤与桂苓加大黄牛膝方治疗痛经、手足皲裂案 …………… 027
35. 温胆汤、解郁汤治疗经前紧张综合征案 ………………………… 028
36. 桂枝茯苓丸合方治疗痹证案 ……………………………………… 028
37. 大柴胡汤合桂枝茯苓丸治疗痹证案 ……………………………… 029
38. 血府逐瘀汤治疗不安腿综合征案 ………………………………… 029
39. 荆防小柴胡合橘枳姜汤治疗左肺上叶占位案 …………………… 030
40. 薯蓣丸、大承气汤诸方治疗肺癌案 ……………………………… 030
41. 小柴胡汤去姜加白芍、黄柏、连翘方调理乳癌术后案 ………… 031
42. 黄连汤、肾气丸调体案 …………………………………………… 032
43. 桂枝茯苓丸合当归芍药散调体案 ………………………………… 033
44. 小建中汤加山药调体案 …………………………………………… 034
45. 大柴胡汤合桂枝茯苓丸治疗肥胖症案 …………………………… 034
46. 半夏泻心汤合三黄泻心汤治疗白癜风案 ………………………… 035
47. 半张防风通圣散治疗银屑病案 …………………………………… 035
48. 大柴朴汤合桂枝茯苓丸治疗荨麻疹案 …………………………… 036
49. 荆防大柴胡汤合桂枝茯苓丸治疗湿疹案 ………………………… 036

50. 三黄泻心汤合黄芩汤加生地黄治疗血小板减少性紫癜案 …………… 037
51. 桂枝茯苓丸加大黄牛膝方治疗脱发案 ……………………………… 037

下篇　学用黄煌经方临证医案

1. 大柴胡汤合退热汤治疗肝癌高热案 ………………………………… 041
2. 退热汤治疗高热案 …………………………………………………… 042
3. 退热汤加味治疗急性乳腺炎高热案 ………………………………… 043
4. 小柴胡汤加味治疗病毒性肺炎案 …………………………………… 044
5. 四逆散加味治疗顽固性咳嗽案 ……………………………………… 047
6. 桂枝加黄芩汤治疗感冒案 …………………………………………… 048
7. 麻杏甘石汤梨治疗鼻窦炎 …………………………………………… 048
8. 除烦汤合小陷胸汤治疗慢性咽炎案 ………………………………… 049
9. 麻黄附子细辛汤合麻黄附子甘草汤治疗咽痛案 …………………… 050
10. 麻杏甘石汤合升降散治疗失音案 …………………………………… 051
11. 五苓散治疗音哑案 …………………………………………………… 052
12. 大柴胡汤合桂枝茯苓丸治疗口唇麻木案 …………………………… 053
13. 桂枝茯苓丸合五苓散治疗神经性耳聋案 …………………………… 054
14. 桂枝茯苓丸合小柴朴汤治疗舌痛案 ………………………………… 055
15. 黄连温胆汤合半夏厚朴汤治疗灼口综合征案 ……………………… 055
16. 五苓散治疗头痛案 …………………………………………………… 056
17. 当归四逆汤治疗头痛案 ……………………………………………… 057
18. 小柴朴汤加味治疗三叉神经痛案 …………………………………… 058
19. 葛根汤治疗面瘫案 …………………………………………………… 059
20. 当归生姜羊肉汤治疗眩晕案 ………………………………………… 060
21. 桂枝茯苓丸加味治疗高血压头晕案 ………………………………… 061
22. 大柴胡汤合五苓散治疗头晕呕吐案 ………………………………… 062
23. 五苓散治疗呕吐案 …………………………………………………… 063
24. 吴茱萸汤治疗呕吐案 ………………………………………………… 063

25. 葛根芩连汤加味治疗呕吐案 ………………………… 064
26. 竹叶石膏汤治疗呕吐腹胀 …………………………… 065
27. 五苓散治疗小儿腹泻案 ……………………………… 066
28. 真武汤合橘皮竹茹汤治疗顽固性呃逆案 …………… 066
29. 解郁汤治疗慢性胃炎案 ……………………………… 067
30. 归芪建中汤治疗胃痛案 ……………………………… 068
31. 吴茱萸汤治疗泄泻案 ………………………………… 069
32. 甘草泻心汤加味治疗泄泻案 ………………………… 070
33. 甘草泻心汤加葛根治疗腹泻案 ……………………… 071
34. 葛根芩连汤合五苓散治疗腹泻案 …………………… 072
35. 芍药甘草汤治疗便秘案 ……………………………… 073
36. 四逆散合栀子厚朴汤治疗便秘案 …………………… 073
37. 真武汤治疗水肿案 …………………………………… 074
38. 真武汤加味治疗疲劳综合征案 ……………………… 075
39. 大柴朴汤治疗肥胖症案 ……………………………… 076
40. 半夏泻心汤治疗顽固性盗汗案 ……………………… 077
41. 桂枝加龙骨牡蛎汤治疗盗汗案 ……………………… 078
42. 桂枝甘草龙骨牡蛎汤治疗盗汗案 …………………… 079
43. 白虎加人参汤合苓桂术甘汤治疗汗证案 …………… 080
44. 酸枣仁汤与麻黄附子细辛汤治疗不寐案 …………… 081
45. 温经汤治疗不寐案 …………………………………… 083
46. 栀子厚朴汤加味治疗小儿不寐案 …………………… 083
47. 半夏泻心汤合小陷胸汤治疗不寐案 ………………… 084
48. 八味除烦汤合百合地黄汤治疗不寐案 ……………… 085
49. 柴胡加龙骨牡蛎汤治疗不寐案 ……………………… 086
50. 甘草泻心汤治疗不寐案 ……………………………… 087
51. 猪苓汤治疗不寐及阴部疱疹案 ……………………… 088
52. 麻黄附子细辛汤治疗嗜睡症 ………………………… 088
53. 麻黄附子细辛汤合苓桂术甘汤治疗嗜睡 …………… 090

54. 葛根汤助力考研案	091
55. 柴胡加龙骨牡蛎汤治疗抑郁症案	092
56. 小建中汤加味治疗小儿多动症案	094
57. 解郁汤合温胆汤治疗左胁异物感	095
58. 黄芩汤治疗热痹案	096
59. 桂枝茯苓丸加大黄牛膝方治疗腰椎间盘突出症案	097
60. 真武汤合肾着汤治疗腰椎间盘突出症案	098
61. 温经汤治疗痹证（腰腿痛）案	099
62. 桂枝加苓术附汤治疗双下肢疼痛案	100
63. 五积散治疗膝关节病案	101
64. 济生肾气丸加味治疗膝关节病案	102
65. 防己黄芪汤合五苓散治疗膝关节炎案	103
66. 八味活血汤加味治疗足跟痛案	104
67. 甘草泻心汤治疗痛风性关节炎案	105
68. 桂枝茯苓丸合五苓散治疗痛风案	106
69. 当归四逆加吴茱萸生姜汤治疗雷诺病案	107
70. 甘草泻心汤治疗白塞病案	108
71. 温经汤治疗干燥综合征案	109
72. 解郁除烦活血汤治疗胸腹皮肤痛案	110
73. 芍药甘草汤治疗不安腿综合征案	111
74. 桂枝茯苓丸合三物黄芩汤治疗手足心烦热案	111
75. 猪苓汤治疗血尿案	112
76. 黄芩汤治疗蛋白尿血尿案	113
77. 桂枝茯苓丸合猪苓汤治疗小便灼痛案	114
78. 五苓散治疗尿频案	115
79. 四逆散合桂枝茯苓丸治疗尿频案	116
80. 桂枝加龙骨牡蛎汤治疗小儿遗尿案	117
81. 麻杏甘石汤加味治疗小儿遗尿案	117
82. 荆芥连翘汤治疗泌尿系感染案	118

83. 黄芩汤治疗痛经案	120
84. 五积散治疗痛经案	120
85. 吴茱萸汤治疗痛经（子宫腺肌症）案	121
86. 当归四逆汤合当归芍药散治疗痛经案	122
87. 温经汤治疗闭经（多囊卵巢综合征）案	123
88. 当归生姜羊肉汤治疗闭经案	124
89. 五积散治疗闭经案	125
90. 黄芩汤治疗不孕症案	126
91. 四逆散加味治疗乳腺增生症案	127
92. 除烦汤加味治疗乳腺增生症案	127
93. 麻黄汤治疗阳痿案	129
94. 大柴胡汤合桂枝茯苓丸治疗阳痿案	130
95. 桂枝加龙骨牡蛎汤治疗梦交案	131
96. 柴苓汤治疗小儿鞘膜积液案	132
97. 半夏泻心汤治疗荨麻疹案	132
98. 甘草泻心汤治疗荨麻疹案	134
99. 大柴胡汤加味治疗湿疹案	135
100. 半张防风通圣散治疗湿疹案	135
101. 止痒汤治疗湿疹案	136
102. 四逆散合桂枝茯苓丸治疗痤疮案	138
103. 桂枝茯苓丸合四味健步汤治疗足背溃疡久不收口案	138
104. 甘草泻心汤合升降散治疗手足口病案	140
105. 当归四逆汤治疗手指干燥裂口案	141
106. 越婢加术汤合麻杏苡甘汤治疗脂肪瘤案	141

附篇　全国中医临床优秀人才结业论文

读名医医案，学用桂枝汤	147
《伤寒杂病论》应用麻黄探析	172

上 篇
黄煌老师医案赏析

本篇所选50余则医案为笔者2018年9月19日与25日两天跟师黄煌老师所做的笔记，由于跟师不连续，部分案例资料并不完备，有的只有一诊，有的则有数诊。虽然大多数医案只是患者就诊的片段，但亦能反映出黄老师诊病用方的思路与技巧。黄老师每诊一患者，即把病情与用药写于患者病历本上，由于患者多，时间紧，故所写病历非常简练，但重点突出。为方便读者阅读，笔者把黄老师的用药进行了提炼，概以"黄老师处以某某方"加入原文中，其余内容俱为黄老师手书原文。为保持医案的原汁原味，笔者未进行补充、润色及用语规范的处理。黄煌老师对服药方法比较讲究，其中1/2服法，指1剂药服2天；3/2服法指服3天停2天；5/2服法指服5天停2天，余者仿此。限于作者水平有限，所加按语未必尽合黄老师本意，仅供大家参考。大量跟师医案还在整理中，今后有机会一定会汇集成册，再与大家分享。

1. 半夏厚朴汤与四逆散治疗过敏性鼻炎案

高某，男，16岁，2018年9月5日初诊。

鼻敏感，喷嚏多，鼻涕如水，咽暗红。

黄老师处方：

①半夏厚朴汤：姜半夏20g，茯苓20g，厚朴20g，紫苏叶10g，干姜5g。

②四逆散：柴胡20g，白芍20g，枳壳20g，生甘草20g。

各7剂，两方隔天交替。

2018年9月19日二诊：症状减轻，原方各10剂，两方交替服。

按：鼻敏感，喷嚏多，鼻涕如水，当属过敏性鼻炎，黄老师未采用小青龙或荆防等祛风抗过敏药物，而是着眼于从改善患者的体质入手，半夏厚朴汤可改善头面官窍之不适感，降低其敏感度；四逆散可舒缓鼻部的紧张状态，虽未单独治鼻而收治鼻之效。对于体质敏感者，黄老师常常多个小方交替服用，经观察其效似优于同鼎而烹，此为黄老师较为独特的用药经验。

2. 柴胡桂枝汤调理过敏体质案

夏某，男，4岁，2018年3月28日初诊。

过敏体质，感冒咳嗽易发，小时湿疹，挑食。调体方。

黄老师处以柴胡桂枝汤：柴胡10g，黄芩5g，姜半夏10g，党参10g，生甘草3g，桂枝10g，白芍10g，干姜3g，红枣15g，1/2服法，15剂。

2018年9月19日二诊：过敏好转，原方加苏叶5g，1/2服法，20剂。

按：患儿体弱，自小易过敏，皮肤易痒，并易反复感冒咳嗽，黄老师采用了柴胡桂枝汤原方，小柴胡汤与桂枝汤均为体质调节剂，现代研究二方均有抗过敏作用。无论是感冒咳嗽还是皮肤的问题，与脾胃均有关系，李东垣说"内伤脾胃，百病由生"是很有道理的。柴胡桂枝汤可内调脾胃，外调营卫及三焦，脾胃强健，自可增强抗病能力，二诊时患者病情好转，所加之苏叶，可醒脾开胃，亦为抗过敏之佳品。

3. 大柴朴汤合桂枝茯苓丸治疗咳喘案

郭某，女，50岁，2018年9月18日初诊。

过敏性鼻炎，变异性哮喘30年，后背怕冷，重压感，吃肉食腹胀，偶有反酸，夜半突然呛咳，咳醒2~3次，咽中有痰，面部色斑，已停经3个月，血脂高，舌暗红。

黄老师处以大柴朴汤合桂枝茯苓丸：柴胡20g，黄芩10g，姜半夏15g，枳壳20g，赤芍15g，制大黄5g，桂枝15g，牡丹皮15g，桃仁15g，茯苓15g，厚朴20g，苏叶10g，干姜5g，红枣20g，5/2服法，15剂。

按：哮喘、鼻炎，在许多情况下可能与食管反流有关。胡希恕先生常采用大柴胡汤合桂枝茯苓丸治疗肺系疾病，黄老师也不例外。中医认为，肺与大肠相表里，通大肠可以降低肺的压力，以缓解肺系症状。病变日久多可致瘀，黄老师常把桂枝茯苓丸当作一味活血化瘀药来用，以改善肺部的血液循环，半夏厚朴汤可降气化痰，缓解反流，反流常是导致哮喘发作的一个诱因。

4. 小柴胡汤去姜合黄芩汤治疗口腔溃疡案

朱某，女，47岁，2018年9月19日初诊。

口腔溃疡反复发作2个月，脂蛋白超千，若便秘则肛门痛。

黄老师处以小柴胡汤去姜合黄芩汤：黄芩15g，白芍20g，生甘草15g，柴胡15g，党参10g，姜半夏10g，红枣20g，症减隔天服，15剂。

按：本案黄老师记载非常简单，但从中我们也能发现黄老师处方的思路：对于热象明显者，黄老师在用小柴胡汤时往往去姜，与免疫有关系的疾病如复发性口腔溃疡、类风湿关节炎等，黄老师常加白芍，实际上是合用了黄芩汤。白芍不仅可以调节免疫，还可以通便。黄老师认为，甘草是黏膜保护药，故取甘草泻心汤义，重用了甘草。对于伴有腹泻、嗳气或睡眠差者，黄老师多采用甘草泻心汤。

5. 除烦汤治疗灼口综合征案

姚某，女，68岁，2018年9月19日初诊。

口腔灼热不适1年多，无明显诱因，腹部扣之鼓音。

黄老师处以除烦汤：姜半夏15g，厚朴20g，茯苓20g，苏梗15g，栀子15g，枳壳15g，连翘30g，黄芩10g，3/2服法，9剂。

按：灼口综合征在临床常见，大多检查无异常，但患者痛苦异常。黄老师所用处方为自拟的经验方除烦汤，本方由半夏厚朴汤、栀子厚朴汤加黄芩、连翘构成。半夏厚朴汤原用于治疗"妇人咽中如有炙脔"，黄老师把它的适用范围进行了扩充，认为口腔、头面诸窍的不适感亦如"咽中如有炙脔"，可用半夏厚朴汤来治疗。栀子厚朴汤在《伤寒论》中治疗"心烦腹满，卧起不安"，其实"心烦腹满，卧起不安"属于一种焦虑状态。黄老师认为，灼口综合征亦属焦虑，故本症亦可采用栀子厚朴汤治疗。栀子、黄芩、连翘是黄老师常用的清热三姐妹。

6. 桂枝加葛根汤加味治疗脑梗死案

吴某，女，65岁，2018年9月19日初诊。

脑梗5年，易出汗，近头昏晕，查头颈部彩超：双颈总动脉及右锁骨下动脉有斑块，头颅MRI：颅内多发腔梗灶，舌淡脉弱，腹软，两下肢静脉曲张。

黄老师处以桂枝加葛根汤加味：桂枝10g，肉桂10g，赤芍10g，白芍10g，生甘草10g，葛根60g，川芎15g，干姜5g，红枣20g，生黄芪15g，5/2服法，15剂。

按：汗出，舌淡，脉弱乃桂枝汤证也，黄老师临床中常常桂枝与肉桂同用，赤芍与白芍同用，葛根配川芎是黄老师改善脑部血液循环常用的对药，葛根的用量一般较大，多在50g以上。腹软、汗出是应用黄芪的指征。

7. 柴胡加龙骨牡蛎汤治疗脑梗死案

沙某，女，59岁，2018年9月19日初诊。

高血压、脑梗死3年，面黄体瘦，诉越来越瘦，头麻舌木，右腿疼，上下楼不利索，夜寐多梦，脐跳。

黄老师处以柴胡加龙骨牡蛎汤：柴胡12g，黄芩6g，姜半夏12g，党参12g，桂枝12g，茯苓12g，生甘草3g，龙骨12g，牡蛎12g，干姜6g，红枣20g，5/2服法，20剂。

按：柴胡加龙骨牡蛎汤是黄老师治疗脑血管病常用的一张处方，《伤寒论》107条曰："伤寒八九日，下之，胸满烦惊，小便不利，谵语，一身尽重，不可转侧者，柴胡加龙骨牡蛎汤主之。"黄老师应用本方很重视患者的体质情况，认为本方多用于体质较瘦者，即瘦长体形，面色多黄白，睡眠多较差，尤其是脐跳明显者更为应用本方的指征（脐跳是应用龙骨、牡蛎的药证），患者腿痛活动不利可以理解为"一身尽重，不可转侧"的一种表现，对腹泻、消瘦、食欲差者，黄老师多去大黄，加甘草，本例患者即属此例。

8. 肾气丸与真武汤治疗帕金森病案

朱某，男，54岁，2018年9月25日初诊。

帕金森病3年，左手震颤，小腹软，脸红，高血压，脑梗塞（2012年），舌胖大，苔厚。

黄老师处方：

①肾气丸：制附片5g，肉桂5g，熟地黄20g，山茱萸20g，山药20g，牡丹皮15g，泽泻15g，茯苓15g。

②真武汤：制附片10g，茯苓20g，白术20g，赤芍15g，干姜5g。

各15剂，两方隔天交替。

按：脸红，小腹软是黄老师选择肾气丸的指征。黄老师认为，肾气丸证有可能会出现两种脸色，一种是色红，即"红得像关公"，一种是色黑，即"黑得像包公"。《金匮要略》上记载肾气丸证有"少腹不仁"，黄老师认为主要指的是少腹软弱无力或麻木不仁。此外，舌胖大也是应用肾气丸的参考指标，之所以舌会胖大，是因为体内水液代谢紊乱，水湿内停。真武汤亦为温阳化气之方，注重调气化，肾气丸可以复形质，两者交替服用效果更佳，但总不离温肾利水之功。

9. 三黄四逆汤治疗脱髓鞘脑病案

周某，男，29岁，2018年9月10日初诊。

脱髓鞘脑病4年，4次复发，患者体胖，现诉头痛，头晕，乏力，失寐，大便2～3次，苔白厚，脉濡。

黄老师处以三黄四逆汤：制附片10g，干姜10g，炙甘草10g，制大黄5g，黄连5g，黄芩10g，5/2服法，15剂。

2018年9月25日二诊：服上方有食道刺激感，感觉辣，睡眠有改善，六七小时。原方去干姜、甘草，5/2服法，10剂。

按：中医没有"脱髓鞘脑病"之病名，黄老师治病亦不为病名所囿，据症可知乃是寒体患有热证，寒热错杂，故处以三黄四逆汤，药后患者睡眠明显改善，头痛亦缓。由于患者对姜敏感，觉食道不适，故二诊去干姜、甘草，即变为附子泻心汤，仍为寒热并举之方。

10. 桂枝茯苓丸加味治疗面肌痉挛、尿不尽案

周某，女，50岁，2018年5月30日初诊。

右侧面肌痉挛4年，尿等待、尿不尽2年，耳聋已多年，头晕，视物不清，左少腹压痛，舌紫。

黄老师处以桂枝茯苓丸加味：桂枝10g，肉桂5g，茯苓15g，牡丹皮15g，桃仁15g，赤芍15g，葛根50g，川芎15g，丹参15g，干姜5g，红枣20g，5/2服法，20剂。

2018年6月27日二诊：排尿好多了，头晕减轻，面肌痉挛范围力度减轻，可自我控制，舌紫变淡。原方葛根70g，5/2服法，20剂。

2018年7月25日三诊：近小便少，头不晕，头部毛囊炎消失。5月30日方加怀牛膝30g，1/2服法，20剂。

2018年9月19日四诊：听力改进，小便较畅通，左少腹压痛。7月25日方1/2服法，20剂。

按：患者左少腹压痛，舌紫为瘀血之征，故黄老师处以桂枝茯苓丸为底方，头晕、视物不清、耳聋、面肌痉挛与脑部循环差、神经失养有关，黄老师常以葛根配川芎、丹参来改善大脑血供，来治疗脑部或面部疾病。

11. 大柴胡汤治疗眩晕案

李某，女，36岁，2018年9月19日初诊。

眩晕症5天，伴呕吐、盗汗4个月余，月经色黑有血块，易怒，进食后腹胀，舌底瘀紫，胆红素升高。

黄老师处以大柴胡汤：柴胡20g，黄芩15g，姜半夏15g，枳壳20g，赤芍15g，制大黄5g，干姜5g，红枣20g。症减后隔天服，10剂。

按：患者眩晕呕吐而易怒伴腹胀，当为大柴胡汤证，胆红素升高亦提示与肝胆有关，故黄老师处以大柴胡汤原方单刀直入，而未加入其他药物。患者月经有黑血块，舌下瘀紫当为有瘀血之征，料想黄老师在患

者眩晕缓解后则很可能加入桂枝茯苓丸以加强活血化瘀之力。此亦为急则治标，缓则治本之义。

12. 小建中汤治疗胸痛案

孟某，男，67 岁，2018 年 9 月 25 日初诊。

胸痛六七年，近年来频发低血糖症状，时有后头痛，喜甜食，大便时呈粒状，面黄，手黄，脉缓，重按无力。

黄老师处以小建中汤加党参：桂枝 10g，肉桂 5g，白芍 30g，炙甘草 10g，党参 15g，干姜 5g，红枣 20g，麦芽糖 30g（冲），5/2 服法，10 剂。

按：患者虽已胸痛六七年，但黄老师并未采用瓜蒌薤白剂，而仍然是着眼于对患者体质的调节。患者喜甜食，大便如粒状，面黄，脉缓无力均为使用小建中汤的指征。对于脾虚较重者，黄老师常在小建中汤基础上加党参或生晒参，有时还要加用山药，含有治虚劳的薯蓣丸之义。小建中汤含有麦芽糖及大枣等甘味之品，更有利于防止低血糖的发生。

13. 解郁汤治疗胸痹案

孟某，男，63 岁，2016 年 12 月 13 日初诊。

胸闷、胸痛 40 年，近 2 个月来每日均发，长年失眠，乏力，怕冷，头晕，腹肌紧张，脉滑。

黄老师处以解郁汤加味：柴胡 15g，白芍 15g，枳壳 20g，生甘草 5g，姜半夏 15g，厚朴 15g，茯苓 20g，苏梗 15g，川芎 15g，陈皮 20g，3/2 服法，9 剂。

2018 年 9 月 25 日二诊：胸闷气促，易浮肿，困倦，晨起头晕，大便或干或泻，脉缓重按无力。

黄老师处以桂枝生姜枳实汤、橘枳姜汤合半夏厚朴汤：桂枝 10g，肉桂 10g，干姜 10g，枳壳 30g，陈皮 30g，厚朴 15g，茯苓 30g，川芎 15g，姜半夏 15g，苏梗 15g，5/2 服法，20 剂。

按：胸闷、胸痛 40 年，其病可谓久矣，近两个月来每日均发，可见病情还是在加重。患者腹肌紧张、怕冷可能是黄老师选用四逆散的原因,患者头晕、脉滑为有痰湿之象,故选用了半夏厚朴汤,加陈皮以理气,川芎以活血,促进胸部血液循环。二诊时患者胸闷气促,黄老师采用了桂枝生姜枳实汤、橘枳姜汤合半夏厚朴汤,加活血之川芎。桂枝生姜枳实汤、橘枳姜汤都是《金匮要略》中治疗胸痹心痛的小方。黄老师临床亦常取用之,有时亦与茯苓杏仁甘草汤合用。

14. 桂枝茯苓丸合橘枳姜汤加味治疗气促案

叶某,男,64岁,2018年9月25日初诊。

登楼气促1年左右,基因检测示肺癌风险,CT示:慢支伴肺气肿,舌底瘀紫,饭后腹胀。

黄老师处以桂枝茯苓丸合橘枳姜汤加味:桂枝10g,肉桂5g,茯苓15g,牡丹皮15g,赤芍15g,桃仁15g,当归10g,川芎15g,枳壳30g,陈皮30g,干姜5g,5/2服法,20剂。

按:肺部疾病伴有瘀血者,黄老师最常用桂枝茯苓丸。患者登楼气促,为缺血缺氧之征,舌底瘀紫为瘀血之兆,故黄老师采用了桂枝茯苓丸加当归、川芎以活血化瘀。气促而腹胀,考虑有气滞,故黄老师合用了橘枳姜汤。黄老师认为《伤寒论》之枳实当为今之枳壳,故凡用枳实之处方皆用枳壳,橘枳姜汤中,枳壳与陈皮黄老师一般用量较大,大多为30g左右,药房无生姜,故常以5g干姜代之。

15. 黄连汤治疗胃病案

王某,男,37岁,2018年8月23日初诊。

胃病史,易泻,手足冷,乏力,食欲差,稍有嗳气,面黄,咽红,脐跳,舌胖淡,脉弱。

黄老师处以黄连汤:黄连5g,肉桂5g,党参10g,姜半夏15g,炙甘草10g,干姜5g,红枣20g,桂枝10g,症减改隔天服,15剂。

2018年9月19日二诊:消化道症状好转,晨起口苦不适,近有口腔溃疡。原方加厚朴15g,茯苓15g,隔天服,15剂。

按：患者面黄乏力，食欲差，脉弱乃脾虚之征，舌胖淡而手足冷，寒也，咽红，热也，寒热错杂故处以黄连汤寒热并用而兼以健脾，脐跳加桂以定悸。方证合拍，故一诊即有效。

16. 半夏泻心汤治疗胃病案

谢某，女，50岁，2018年7月17日初诊。

胃病多年，近消瘦明显，口气，嗳气，便后肛痛，目眵睑红，舌苔厚。

黄老师处以半夏泻心汤：姜半夏20g，黄连5g，黄芩10g，党参15g，干姜5g，炙甘草10g，红枣20g，3/2服法，9剂。

2018年8月21日二诊：仍嗳气，喝牛奶后腹痛冷，寐可，原方续服15剂，隔天服。

2018年9月25日三诊：不知饥，易嗳气，苔厚，面黄，胃部振水音。

黄老师处以外台茯苓饮：茯苓30g，党参10g，白术15g，枳壳30g，陈皮30g，干姜5g，症减隔天服，20剂。

按：半夏泻心汤是治疗胃肠疾病最常用的方剂之一，是传统的和胃降逆方，具有止呕、除痞、止利、除烦的功效，现代研究提示能调节胃肠运动、保护胃黏膜、抑制幽门螺杆菌、抗消化性溃疡等，适用于心下痞、呕吐、下利而烦的疾病。黄老师认为，适合吃半夏泻心汤的人群大多营养状况较好，焦虑神情，语速快，情绪急躁，眼睑充血，唇厚红或暗红，肿大或起皮；容易腹泻，或排便次数较多而量少，大便黏臭如泥，或深黄色或黑酱色；肛门口灼热、疼痛、坠胀，或出血等；舌苔黏腻，根部厚，或黄或白；易口腔黏膜溃疡、牙龈出血，口干苦黏，有口气；腹证见心下痞硬，有时可伴有轻度胃内振水音；生活没有规律(酗酒、抽烟、熬夜)的成年人多见；焦虑失眠者居多。

患者目眵、睑红、肛痛，是黄老师选用半夏泻心汤的眼目。患者嗳气较多，故半夏用20g，以和胃降逆，药房无生姜，黄老师常以干姜代之，大枣常用量为20g。三诊时黄老师发现患者胃部有振水音，故处以外台茯苓饮。黄老师认为胃中有振水音是选择外台茯苓饮的独证。

17. 外台茯苓饮合苓桂术甘汤治疗痰饮病案

康某，男，51岁，2018年9月25日初诊。

诉胸胁部疼痛，大便不成形已半年多，时伴恶心反胃，胃部有振水音，腹部扁平，怕冷，易感冒，左右半身出汗不一，痰多，大便2～3次，乙肝，胆囊壁毛糙，时有头晕，舌胖大质紫暗。169cm，50kg。

黄老师处以外台茯苓饮合苓桂术甘汤：党参10g，白术20g，茯苓40g，枳壳30g，陈皮30g，干姜5g，肉桂5g，桂枝10g，生甘草5g，隔天服，15剂。

按：胃部有振水音是黄老师选用外台茯苓饮的依据，患者时有头晕，伴恶心反胃，为水饮上冲之征，故黄老师合用了苓桂术甘汤，以温阳降逆化饮。

18. 大柴胡汤加味治疗胰腺疾病案

李某，女，32岁，2018年6月27日初诊。

急性胰腺炎2016年11月首次发作，去年已住院5次，今年又住院1次，胆结石（2012年4月），高血脂7.64（2018年5月29日），重度脂肪肝，反流呕吐，腹胀，入夜难寐，易怒，经前乳胀，舌红苔厚。163cm，78kg。

黄老师处以大柴胡汤加味：柴胡20g，黄芩15g，姜半夏15g，枳壳40g，赤芍20g，生大黄10g，青皮、陈皮各15g，干姜5g，红枣20g，5/2服法，15剂。

2018年7月18日二诊：诸症好转，月经将至，舌暗。原方加肉桂10g，1/2服法，15剂。

2018年8月22日三诊：本月住院1次，体重79kg，吐绿汁，上腹轻压痛，6月27日方，5/2服法，15剂。

2018年9月19日四诊：经前阴痒，烧心感，胸闷，腹软，6月27日方加黄连5g，5/2服法，20剂。

按： 胰腺在胁肋部，为肝胆经所过之处，其发病多表现为少阳与阳明合病，其治疗亦多可采用大柴胡汤加减。患者体胖，易怒，腹胀，反流，且素有脂肪肝、胆结石、高脂血症，此皆为大柴胡体质之明征。腹压高则腹胀反流，故黄老师用了40g枳壳，并加青皮、陈皮各15g以理气降逆。病重邪实者，黄老师多采用生大黄，病缓体相对较弱者常用制大黄，据邪之轻重而增减其量。药与证相对，故药后诸症均减。

19. 桂枝加人参汤治疗糖尿病案

李某，男，50岁，2018年9月19日初诊。

去秋确诊糖尿病，体重下降达9kg，乏力，口黏，血糖值波动大，多次低血糖现象，腹软，舌淡，脉弱。

黄老师处以桂枝加人参汤：生晒参10g，桂枝10g，肉桂10g，白芍15g，炙甘草5g，干姜5g，红枣15g，10剂。

按： 对于糖尿病，一般医生都要考虑如何降糖，而黄老师处理此类患者多从调体质入手，而并非过于关注如何降糖。患者近1年体重下降了9kg，消瘦了许多，腹软提示患者并非实证，而舌淡，脉弱为使用桂枝汤指征，患者乏力明显，故黄老师采用了桂枝加人参汤。

20. 小建中加龙骨牡蛎汤治疗便秘案

王某，女，1岁半，2018年9月19日初诊。

便秘1年，大便呈颗粒状，现18个月龄，尚不会走路及说话，不会叫妈妈。

黄老师处以小建中加龙骨牡蛎汤：桂枝10g，白芍20g，炙甘草5g，龙骨10g，牡蛎10g，红枣20g，麦芽糖30g（冲），生姜2片（自加），日分3~4次服，15剂。

按： 小儿便秘临床也较常见，大多与脾虚运化能力差有关，大便呈颗粒状是使用白芍的指征，黄老师治疗本证常采用小建中汤，方中桂枝汤恢复脾运，白芍可软化大便。患者已18个月，尚不能走路、不能讲话，可见其发育迟缓，故加龙骨、牡蛎，强精神、补钙壮骨以促进发育。

21. 桂枝茯苓丸合四味健步汤治疗糖尿病案

张某，女，78岁，2018年9月19日初诊。

糖尿病，脑梗死，已坐轮椅，血糖居高不下，大便干结，汗多，舌暗红，脉弦。

黄老师处以桂枝茯苓丸合四味健步汤：桂枝10g，肉桂5g，茯苓15g，赤芍15g，牡丹皮15g，桃仁15g，石斛20g，丹参15g，怀牛膝30g，每日1剂，20剂。

按：桂枝茯苓丸出自《金匮要略·妇人妊娠病脉证并治第二十》，原用于治疗癥病，黄老师则把它用于治疗各科杂病，常把它作为一味活血化瘀药来使用。四味健步汤是黄老师的经验方，由石斛、丹参、赤芍、怀牛膝组成，主要用于糖尿病足等因下肢血液循环不利所致诸病。桂枝茯苓丸合四味健步汤是黄老师改善血液循环，用于糖尿病及脑梗死等疾病的常用黄金搭档。

22. 桂枝加厚朴杏子汤治疗便秘案

张某，女，8岁，2018年8月28日初诊。

便秘，3天打一次开塞露，大便黏、色深，舌苔厚。

黄老师处以解郁汤：柴胡15g，白芍20g，枳壳20g，生甘草10g，姜半夏15g，厚朴15g，茯苓15g，苏梗15g，隔天服，10剂。

2018年9月5日二诊：依然便秘，鼻敏感，喘息性支气管炎史，舌暗。

黄老师处以桂枝加厚朴杏子汤：桂枝10g，白芍10g，生甘草5g，杏仁15g，厚朴15g，干姜3g，红枣20g，5/2服法，10剂。

2018年9月19日三诊：服药至今仅用一次开塞露，原方续服15剂。

按：便秘属临床常见病，临床可分为气秘、寒秘、痰秘、虚秘、实秘等。黄老师治疗常从体质与方证着眼，常用方有四逆散、大柴胡汤、诸承气汤、桂枝茯苓丸等。本例患儿便秘，常依赖开塞露，深为所苦。黄老师据其便黏色黑苔厚而选用了经验方解郁汤，方中四逆散可缓解肠道紧张，有利于排便，半夏厚朴汤可化痰降气，但患儿药后便秘依旧。二诊时黄老师重新审视患儿病情，询知患儿鼻敏感，且有喘息性支气管炎史。黄老师说："这不是桂枝加厚朴杏子汤证吗？"遂处以桂枝加厚朴杏子汤原方，药后便秘得到了明显改善。由此案我们也可以看出，治疗便秘不能总想着通便，还应该注重患者体质的改善。患儿鼻敏感与桂枝汤证的"鼻鸣"相似，有喘息性支气管炎可认为是"喘家"，舌暗是使用桂枝的指征，这为应用桂枝加厚朴杏子汤提供了依据。笔者认为，对于脾虚患者的便秘，可以使用桂枝汤或桂枝加厚朴杏子汤，桂枝汤有良好的健脾胃作用，脾胃功能强健是保证大便通畅的基本条件，故桂枝汤亦为太阴病之主方，方中桂枝含有桂皮醇，能促进肠道的蠕动，所加之厚朴亦可促进胃肠蠕动，杏仁含油脂，有润肠通便之功，再者宣肺亦可通大肠。故用桂枝加厚朴杏子汤治疗便秘还是有物质基础的。

23. 三方交替服治疗郁证案

刘某，女，56岁，江苏镇江人，2018年9月5日初诊。

六月份因丈夫生病而劳累过度，七月底发胸闷，气短，嗳气，胃堵而闷，稍进食则胃胀，查HP（+），腹中肠鸣，失眠，夜易醒多梦，汗多，腹软，病已两月余。

黄老师处以温胆汤、半夏厚朴汤合栀子厚朴汤：姜半夏20g，茯苓20g，陈皮20g，生甘草10g，枳壳20g，竹茹10g，干姜5g，红枣20g，栀子20g，厚朴20g，苏梗20g，3/2服法，9剂。

2018年9月19日二诊：症如上述，天天气上不来，觉右半身闷胀尤甚，咽红。

黄老师处方：

①半夏厚朴汤：姜半夏25g，厚朴20g，茯苓20g，苏叶10g，干姜5g。

②栀子甘草豉汤：淡豆豉20g，栀子20g，生甘草10g。

③温胆汤：姜半夏20g，茯苓20g，陈皮20g，生甘草10g，枳壳20g，竹茹10g，干姜5g，红枣20g。

各5剂，三方逐日交替服。

按： 患者为更年期阶段的女性，因丈夫生病劳累而发病，其胸闷气短、嗳气腹胀，均为气机不畅之征。初诊黄老师采用了温胆汤、半夏厚朴汤合栀子厚朴汤，三方均有理气化痰，安神定志之功，但复诊时患者症状并未得到明显改善。黄老师认为治疗思路无误，遂改为半夏厚朴汤、栀子甘草豉汤、温胆汤三方逐日交替服用。对于精神紧张、焦虑、抑郁、多疑等患者，合方效果不佳者，黄老师常采用2～3个小方逐日或隔日交替服用法。患者生怕吃错药，其注意力全在某日吃某方上，使其移情易性，故常可获效。

24. 黄芩汤合白头翁汤治疗小肠间质瘤术后不寐案

施某，男，60岁，2018年8月20日初诊。

小肠间质瘤术后2个月，失眠，怕热，头晕，腹胀，舌红，脉弦滑歇止。

黄老师处以黄芩汤合白头翁汤：黄芩15g，黄连5g，白芍15g，生甘草5g，黄柏10g，红枣20g，白头翁5g，秦皮5g，7剂。

2018年8月27日二诊：怕热、腹胀消失，原方10剂，5/2服法。

2018年9月10日三诊：头不晕，腹胀不明显，大便干结，2天1次，右牙痛，脐温37.4℃，脉滑。原方加生大黄10g（另包），10剂。

2018年9月25日四诊：能睡着了，但起夜多，大便不干不稀。9月10日方15剂，5/2服法。

按： 黄芩汤是黄老师临床最常用的处方之一，其应用要点为黏膜充血，或唇或舌，或眼睑充血者，皆可用之。白头翁汤亦为清热解毒之方，常用于肠道或妇科之炎症。两方合用则清热之力更强，黄老师常用之治疗各科之火证。患者为小肠间质瘤术后，病在肠道，且舌红、脉弦滑，故黄老师选用了白头翁汤。黄芩、黄连与白芍为黄连阿胶汤的部分药物，具有清热安神之功。二诊时患者怕热与腹胀均消失，三诊时患者头已不晕，但出现大便干结、右牙痛及脐温高，故加生大黄以通便泻火。测体表温度是黄老师常用的一种方法。腹中热甚则脐温升高，此亦为判断证属寒热的一个参考。我曾问黄老师为何不将此法公之于众，黄老师说："目前只是探索，尚不成熟。"笔者现在临床亦多用此法，颇有临床参考价值。四诊时患者睡眠也得到了明显改善。黄老师治病用药并不着眼于某一症状，如此例患者失眠并未采用酸枣仁、远志、合欢皮、夜交藤，头晕并未采用天麻、钩藤等，腹胀亦未采用枳实、厚朴等，而是注重整体或体质的调节，紧紧抓住患者体质是火体，而采用清热之剂连进，终获良效。

25. 麻黄温胆汤与大柴朴汤治疗情绪低落案

黄某，女，64岁，2018年9月11日初诊。

情绪低落，身体不适十余年，多梦，血糖偏高，A5D13，腹部较充实，扣之鼓音，脸圆而黄，体短而胖，不易生气，苔白。

黄老师处以麻黄温胆汤：生麻黄5g，姜半夏20g，茯苓20g，陈皮20g，生甘草5g，枳壳20g，竹茹10g，干姜5g，红枣20g，3/2服法，9剂。

2018年9月25日二诊：症如上述，腹部叩之鼓音。

黄老师处以大柴朴汤：柴胡20g，黄芩10g，姜半夏15g，枳壳20g，白芍15g，制大黄5g，厚朴15g，苏梗20g，茯苓15g，干姜5g，红枣15g，陈皮30g，症减隔天服。10剂。

按：据患者脸圆而短胖，多梦而腹部充实，黄老师诊为温胆汤证，故处以温胆汤。因患者情绪低落，故加少量麻黄以兴奋之，黄老师名之曰麻黄温胆汤。二诊时患者病情未见明显改善，黄老师据其腹部充实而扣之如鼓，改为大柴朴汤。对于效果不明显者，医者对处方进行修正或更换是常有之事，对于病情较为顽固者有时非几剂药所能改善。医者对治病的思路进行改进也是必要的。因笔者所见到的只是患者就诊的片段，故后续的治疗不得而知，但虽只是只言片语，笔者亦感觉弥足珍贵，因为它真实反映了黄老师当时诊病的思路与想法。对于初诊患者，在候诊时黄老师的助手会让他们填一份问卷调查，医案中的A5D13是黄老师对患者是否有焦虑、抑郁的评价，A的评分用于筛查患者是否有焦虑症状，D的评分用于筛查患者是否有抑郁症状。0～7代表无症状，8～10代表症状可疑，11～21肯定存在症状。

26. 化痰诸方治疗焦虑症案

孙某，女，39岁，2017年12月5日初诊。

焦虑不安，诉内火重，A8D8，月经紊乱，夜梦纷纭，腹热，鼻出血，腹软，苔白。

黄老师处以温胆汤合栀子厚朴汤：姜半夏15g，茯苓15g，陈皮15g，生甘草5g，枳壳15g，竹茹10g，栀子15g，厚朴15g，3/2服法，15剂。

2017年12月12日二诊（患者药未服完，因有事要外出，故提前复诊）：咽部异物感，易紧张，胸中、鼻如火。

黄老师处方：

①栀子豉汤：焦栀子20g，淡豆豉20g。

②半夏厚朴汤合栀子厚朴汤：姜半夏15g，厚朴15g，茯苓15g，苏梗15g，枳壳15g，栀子15g，连翘30g。

各7剂，两方隔天交替。

2018年1月2日三诊：舌苔满布，但症状有减，食欲佳，体重上升明显。

黄老师处方：

①原方。

②原方加黄芩10g。

各10剂，服法同上。

2018年3月13日四诊：近易紧张，周身疼，睡眠多梦，阴痒，觉胸中有火。

黄老师处以除烦汤：姜半夏15g，厚朴15g，茯苓15g，苏梗15g，枳壳15g，栀子15g，连翘30g，黄芩10g，3/2服法，9剂。

2018年5月8日五诊：月经逾期未至，诉胸中烦热，大便稀，腹软。

黄老师处方：

①栀子豉汤：焦栀子20g，淡豆豉20g。

②黄连温胆汤：姜半夏20g，茯苓20g，陈皮20g，生甘草5g，枳壳20g，竹茹10g，干姜5g，红枣20g，黄连5g。

各10剂，早晚分服。

2018年7月10日六诊：皮肤湿疹月余，近周加重，下肢易浮肿，舌苔厚。

黄老师处以半夏厚朴汤、温胆汤合栀子柏皮汤：姜半夏15g，厚朴15g，茯苓15g，苏叶10g，陈皮15g，生甘草5g，枳壳15g，竹茹10g，生麻黄5g，干姜5g，黄柏10g，栀子15g，红枣20g，7剂。

2018月7月24日七诊：体重尚上升，肤痒，诉下肢有浮肿，末次月经上月下旬。

黄老师处以越婢加术汤合半夏厚朴汤：生麻黄10g，生甘草5g，生石膏30g，苍术30g，厚朴15g，泽泻30g，姜半夏15g，茯苓20g，苏叶10g，干姜5g，红枣20g，餐后服，5/2服法，10剂。

2018年9月4日八诊：体重未升，但肤痒，大便干结，原方加荆芥15g，防风15g，生大黄10g，1/2服法，15剂。

2018年9月25日九诊：体重下降，76.8kg，月经周期正常，9月4日方15剂，1/2服法。

按：患者体胖，为痰湿之体。其焦虑不安，夜梦纷纭总属痰火之象，故黄老师前几诊之处方，总不离温胆汤、栀子厚朴汤、半夏厚朴汤、黄连温胆汤、除烦汤等。对于胖人来说，没有什么比体重增加更为烦恼了，对于体质偏实的胖者，黄老师常用越婢加术汤加减来治疗。越婢加术汤有较好的减肥作用，方中麻黄，黄老师均用生麻黄，术多用苍术，一般至少30g，有时多达50g，并常加泽泻30g，以利湿降脂减肥，服药后患者体重果降。

27. 真武汤与温胆汤治疗甲减案

张某，女，54岁，2018年9月25日初诊。

甲减，近年来乏力身困，记忆力下降，夜汗多，早醒，腹胀，大眼袋，上腹部充实抵抗，舌胖齿痕，脉缓沉。

黄老师处方：

①真武汤：制附片10g，白术20g，茯苓20g，白芍15g，干姜10g。

②温胆汤：姜半夏15g，茯苓20g，陈皮20g，生甘草5g，枳壳20g，竹茹10g，干姜5g，红枣20g，各10剂。隔日交替服。

按：甲状腺功能低下（简称：甲减）患者代谢低下，多有困倦乏力等症，黄老师常采用真武汤以振奋阳气。患者腹胀充实，早醒，舌胖齿痕与体内痰湿有关，故黄老师采用了温胆汤，两方主攻方向与作用部位有别，分而用之既可避免互相掣肘，又可避免附子与半夏之纠葛。黄老师常采用几个小方分而服之的方法，实践证明这种方法有其一定的优势。

28. 葛根汤合当归芍药散治疗月经稀发案

朱某，女，21岁，2018年9月19日初诊。

月经稀发始于初潮，末次月经5月初，痤疮以前很多，腹软无压痛，舌胖边齿痕。

黄老师处以葛根汤合当归芍药散：葛根40g，生麻黄5g，桂枝15g，白芍15g，当归10g，川芎15g，苍术20g，茯苓20g，泽泻20g，干姜10g，红枣20g，5/2服法，餐后服，经期停服，15剂。

按：月经稀发，原因众多，方证也很多，观黄老师临床所用，有葛根汤、当归芍药散、温经汤、防风通圣散、大柴胡汤及桂枝茯苓丸等，常因证而施，不一而足。了解患者的过去病史也有助于判断病情，如本例患者以前痤疮多，为应用葛根汤提供了参考。现代研究认为葛根含有葛根黄酮，有类似雌激素样作用，故有助于月经的来潮。《神农本草经》认为麻黄可"破癥坚积聚"，现代研究证实其有通月经作用，这也是黄老师喜用葛根汤治疗月经稀发的原因所在。患者舌胖边齿痕,脾虚有湿也,故处以当归芍药散,一则养血活血,一则燥湿运脾。腹软无压痛可排除大柴胡及桂枝茯苓丸等方证。含麻黄的方剂一般均宜餐后服,空腹服,易致心慌,对于睡眠差者,黄老师常嘱患者早上、中午服,晚上不服,即使晚上服也不宜过晚,因麻黄易使人兴奋,恐影响睡眠也。

29. 当归四逆加吴茱萸生姜汤治疗月经稀发案

梁某,女,29岁,2018年3月27日初诊。

月经稀发闭经3年,末次月经2017年秋(服药),寐差,浅易醒,头重痛,右掌皮肤干燥增厚,毛刺多。

黄老师处以麻葛温经汤:生麻黄5g,葛根30g,吴茱萸5g,麦冬15g,党参10g,姜半夏10g,炙甘草5g,肉桂10g,白芍10g,当归10g,川芎10g,牡丹皮10g,阿胶5g,干姜10g,红枣30g,5/2服法,20剂。

2018年4月24日二诊:月经无动静,体重64kg,怕冷,手足冷,头胀。

黄老师处以当归四逆加吴茱萸生姜汤加减:当归15g,桂枝15g,白芍15g,细辛5g,生甘草10g,黄芩10g,吴茱萸5g,干姜5g,红枣30g,5/2服法,15剂,开盖煎药。

2018年5月15日三诊:月经5月13日至,色暗量少,经前夜寐尿频,脉细弦。

黄老师处以桂枝汤加当归:当归15g,桂枝15g,白芍15g,生甘草5g,干姜5g,红枣20g,5/2服法,20剂。

2018年8月21日四诊:近3个月月经均至,量偏少,2天尽,夜寐浅,白天精神差,时有心悸,苔白,原方桂枝10g,加肉桂5g,川芎15g,5/2服法,20剂。

2018年9月18日五诊:月经9月10日至,量极少,睡眠差,头痛,入秋脱发多,大便不成形。

黄老师处以柴归汤:柴胡15g,黄芩5g,半夏10g,党参10g,生甘草 5g，当归 10g，川芎 15g，白芍 20g，白术 20g，茯苓 20g，泽泻 20g，干姜 10g，大枣 30g，1/2 服法，20 剂。

按：黄老师长于对妇科疾病的调理，到门诊求治的月经稀发患者亦不在少数。初诊时，黄老师据其"右掌皮肤干燥增厚，毛刺多"诊为温经汤证，并加入了生麻黄，即麻黄温经汤。黄老师称温经汤为天然雌激素，对改善女性体质，恢复月经有一定帮助，加入麻黄则更有促月经作用。二诊时患者月经无动静，黄老师据其"怕冷，手足冷"认为患者此时为当归四逆汤证，故处以了当归四逆汤加减，恐患者病久邪深，故加入了吴茱萸、干姜（因药房无生姜，故以干姜代之）。黄老师应用当归四逆汤时一般都去通草，常加黄芩。细辛中含有黄樟醚，有一定毒性，故要开盖煎，使其挥发掉。三诊时月经已至，但量少色暗，黄老师处以桂枝汤改善体质，并加当归以养血活血。四诊时月经每月按期而至，量仍少，故加肉桂以温之，川芎以通之。五诊时患者月经量少，眠差，头痛，入秋脱发，大便不成形，黄老师处以柴归汤以调理体质。从患者前后五诊的记录来看，黄老师用到了麻黄温经汤、当归四逆加吴茱萸生姜汤、桂枝汤、柴归汤等，但总不离对患者体质的调理，并未采用大剂量活血通经之品。我们临床实践也证明，如不治本，用再多的活血之品也是徒劳的。虽然初服麻黄温经汤月经未至，但笔者认为，服用本方在改善患者体质方面还是有作用的，为月经的来潮奠定了基础，应该是功不可没的。

30. 葛根汤合当归芍药散治疗闭经案

薛某，女，18 岁，2012 年 12 月 5 日初诊。

闭经，今年 7 月服西药后有少量月经，脐毛明显，背部痤疮。

黄老师处以葛根汤合当归芍药散：生麻黄 10g，葛根 30g，桂枝 15g，白芍 15g，生甘草 5g，当归 10g，川芎 15g，白术 20g，茯苓 20g，泽泻 20g，干姜 5g，红枣 20g，5/2 服法，15 剂。

2017 年 12 月 26 日二诊：体重下降，带下增多，头皮新生较多，原方当归 15g，5/2 服法，20 剂。

2018年1月26日三诊：月经未至，12月26日方14剂，5/2服法。

2018年3月13日四诊：体重降至67kg，原方（12月5日）葛根50g，当归15g，20剂，5/2服法。

2018年4月24日五诊：12月5日方生麻黄5g，葛根100g，5/2服法，15剂。

2018年5月15日六诊：2天前经至，1天尽。

黄老师处以葛根汤合麻附辛汤合当归芍药散：葛根60g，生麻黄10g，桂枝15g，白芍15g，制附片10g，细辛5g，干姜5g，红枣20g，生甘草5g，当归15g，川芎15g，白术20g，茯苓20g，泽泻20g，开盖煎，隔天服，餐后服，15剂。

2018年7月17日七诊：末次月经7月1～2日，经量较前增多，背部痤疮，下肢多毛，舌淡。原方续服，隔天服，白芍30g，15剂。

2018年9月18日八诊：月经已1周，服上方大便通畅，背痘减少，舌淡红苔白，7月17日方隔天服，15剂。

按：体毛多常是雄激素水平高的表现，女性患者常表现为月经稀发或闭经。黄老师常采用葛根汤加味来治疗，背部痤疮，是黄老师应用葛根汤的一个有力依据。当归芍药散可以养血活血，健脾利水，也是妇科常用良方。黄老师治疗闭经，常以二方相合加强疗效。黄老师应用本法有时加重麻黄的剂量，有时加重葛根用量，麻黄可催月经，葛根含葛根黄酮，有类似于雌激素样作用，本例患者用葛根达到了100g之多。月经久不来者，有时黄老师亦合用麻附辛以温通之。含麻黄的汤剂多餐后服，避免心慌，用细辛者必开盖煎，防其中毒。闭经临床常见，要治愈大多非数日之功，常须坚持服药方可获良效。

31. 黄芩汤合方治疗月经淋漓案

孙某，女，29岁，2018年8月29日初诊。

近半年来月经淋漓不尽，半月甚至少量持续，剖腹产（2011年），彩超：盆腔积液（2018年8月21日），月经逾期未至。

黄老师处以胶艾汤合黄芩汤：川芎15g，当归10g，阿胶5g，艾叶

10g，生地黄 20g，生甘草 5g，白芍 15g，黄芩 10g，红枣 20g，10 剂。

2018 年 9 月 12 日二诊：月经 31 日至，现尚未净，量少，脐温 37.1℃，外阴痒，舌暗红。

黄老师处以黄芩汤合白头翁汤：黄芩 15g，白芍 15g，生甘草 5g，黄柏 10g，白头翁 10g，秦皮 10g，黄连 5g，红枣 20g，7 剂。

2018 年 9 月 19 日三诊：此次月经持续十余天，服上方即净，腹痛消失，大便仍黏，舌尖红。原方 15 剂，隔天服。

按：月经淋漓不尽临床非常常见，寒热虚实之证均可见到。对于血分有热者，黄老师常采用清热凉血的方法，用得最多的当属黄芩汤。初诊黄老师采用的是胶艾汤合黄芩汤。胶艾汤是仲景治疗崩漏的经典处方，阿胶与地黄亦为仲景常用止血之药。复诊时患者月经已 13 天未止，患者脐温稍高，外阴痒，为下焦有湿热之征，舌暗红，亦为体内有热之象，故黄老师处方亦由胶艾汤之补而转为白头翁汤之清，血得热则行，得寒则宁。故可收"服上方即净"之效。测温度亦为黄老师常用之法，黄老师常测部位为脐、额头和口腔，不同位置的温度升高或降低亦可反映身体内部的情况，如脐温高则预示着腹中有热，可惜此病例未记载其他位置的温度，难以对比，但从黄老师的记载来看，黄老师很可能是认为患者的脐温是高的，故记载之。白头翁汤是仲景治下利之方，但黄老师用之则不拘于下利，凡下焦有湿热者，无论下利、痔疮还是妇科炎症均可用之。

32. 大柴胡汤合桂枝茯苓丸治疗多囊卵巢综合征案

张某，女，31 岁，2018 年 9 月 25 日初诊。

多囊，未育，月经周期大多正常，有时月经 3 个月一至，易经间期出血，经前紧张，经前腹痛，乳头痛，咳嗽变异性哮喘，夜间易反流，晚上腹胀，夜餐不能多吃，两胁下抵抗感，易怒，焦虑，寐差，唇紫，舌底静脉充盈纡曲。

黄老师处以大柴胡汤合桂枝茯苓丸：柴胡 20g，黄芩 10g，姜半夏 15g，枳壳 20g，赤芍 15g，制大黄 10g，桂枝 15g，茯苓 15g，牡丹皮

15g，桃仁 15g，干姜 5g，红枣 20g，15 剂。1/2 服法，晚餐后。

按：黄老师诊病很重视问诊，遇有体格壮实或腹大充实者常问其有没有夜间反流，晚上敢不敢多吃，半夜醒来喝不喝水，晨起口苦不苦，睡醒时流没流口水及有没有哮喘等。如果有上述症状，常常是使用大柴胡汤的指征。如本案患者"咳嗽变异性哮喘，夜间易反流，晚上腹胀，夜餐不能多吃"即是。黄老师应用大柴胡汤必做腹诊以证之，或两胁下抵抗感，或心下按之满痛，均为应用大柴胡汤的腹征。如果具有此腹征，黄老师常把他腹诊专用章盖于患者病历上，并标明腹征的部位及轻重程度，如此既形象，又便于复诊时观看。肝主怒，大柴胡汤证为实证，故多怒，小柴胡汤证偏虚，故多嘿嘿。因此黄老师亦称大柴胡汤为"制怒方"。患者出现易怒，焦虑亦为应用大柴胡汤之参考证据。唇紫，舌底静脉充盈为明显的瘀血之征，故黄老师合用了擅长活血化瘀的桂枝茯苓丸。黄老师常将桂枝茯苓丸作为一味活血药来用，广泛用于临床各科。

33. 三黄四逆汤与桂枝茯苓丸治疗多囊卵巢案

满某，女，32 岁，2018 年 2 月 7 日初诊。

月经淋漓月余（末次 2017 年 12 月 26 日），诊为双侧多囊卵巢，齿衄，口溃，口干头晕，肠鸣，脐跳，胃内振水音，舌苔厚腻而干。

黄老师处以三黄四逆汤：制大黄 5g，黄连 5g，黄芩 10g，制附片 10g，干姜 10g，炙甘草 5g，7 剂。

2018 年 2 月 13 日二诊：诸症改善，大便天天解，便黏而不畅，阴痒，胃内振水音，原方 15 剂，隔天服。

2018 年 3 月 12 日三诊：末次月经 2018 年 2 月 26 日，带下黄，舌苔厚，舌质紫暗，原方加肉桂 5g，怀牛膝 20g，桃仁 10g，牡丹皮 10g，赤芍 10g，茯苓 10g，10 剂，经期停用。

2018 年 3 月 26 日四诊：月经 3 月 21 日至，量不多，色黑，腹胀。

黄老师处以桂枝茯苓丸加大黄牛膝方加附片：桂枝 10g，肉桂 5g，茯苓 15g，牡丹皮 15g，桃仁 10g，赤芍 15g，怀牛膝 20g，制大黄 5g，制附片5g，5/2服法，15剂。

2018年4月24日五诊：月经4月23日至，近20天来大便黏液，腹胀肠鸣，口干，近有口溃，舌苔厚，有溢乳。

黄老师处以三黄四逆汤：制大黄5g，黄连5g，黄芩10g，炮附子10g，干姜10g，炙甘草5g，5/2服法，20剂。

2018年9月17日六诊：月经周期正常，经期5～8天，白带多，色黄，皮肤红色斑疹5天，瘙痒，手麻。

黄老师处以荆防小柴胡加白芍、黄柏、生地方：荆芥20g，防风15g，柴胡20g，黄芩15g，姜半夏10g，党参10g，生甘草10g，白芍15g，生地黄20g，黄柏10g，干姜5g，红枣20g，7剂。

2018年9月25日七诊：瘙痒消失，正值经前，原方10剂，隔天服。

按： 多囊卵巢临床较为常见，常以月经稀发、痤疮、不孕等而来就诊。黄老师治疗多囊卵巢亦不拘一方一法，据跟师所见，有用葛根汤者，有用防风通圣散者，有用大柴胡汤者，有用五积散者，有用三黄四逆汤者，不一而足。本例患者有时月经稀发，有时月经淋漓，甚为苦恼。初诊黄老师采用了三黄四逆汤，寒热并用。三黄四逆汤由三黄泻心汤与四逆汤合方而成，由黄老师所命名。黄老师认为，本方为"寒体热病方，具有清上温下的功效，适用于以烦躁、出血、心下痞、口疮而腹泻、精神萎靡、舌淡、脉弱为特征的患者"（《黄煌经方使用手册》第四版300页）。黄老师认为本例患者体寒，并出现了出血、口腔溃疡等热证，故采用了三黄四逆汤原方。从复诊诸症改善来看，用药还是对证的。故原方再进，只是改为了隔天服，即服一天停一天，给机体自我修复提供了时间。三诊据其舌紫暗而合入了桂枝茯苓丸，四诊时黄老师据其"量不多，色黑，腹胀"而用了桂枝茯苓丸加大黄牛膝方加附片加强活血化瘀的作用。五诊因患者近有口溃又采用了三黄四逆汤。六诊时患者月经已经规律。皮肤起皮疹，色红而瘙痒，黄老师处以荆防小柴胡加白芍黄柏生地方，荆防小柴胡有较好的祛风止痒抗过敏作用，皮疹色红故加入了白芍、黄柏、生地黄等清热凉血之品。七诊时患者痒止。本例患者共诊七次，黄老师治疗曾多次随证转方，而非一方到底，效果还是比较令人满意的。

34. 柴归汤与桂苓加大黄牛膝方治疗痛经、手足皲裂案

葛某，女，46岁，2015年1月24日初诊。

痛经，入冬左手掌皮肤皲裂，近有咳嗽头痛。

黄老师处以柴归汤：柴胡15g，黄芩5g，姜半夏10g，党参10g，生甘草5g，当归10g，川芎15g，白芍30g，白术15g，茯苓15g，泽泻15g，干姜5g，红枣20g，1/2服法，15剂。

2018年9月25日二诊：经前大便解不尽，头痛目痒，双眼胬肉，眼睑充血，鼻翼两侧暗红，小腹较充实。

黄老师处以桂枝茯苓丸加大黄牛膝方：桂枝15g，茯苓15g，牡丹皮15g，赤芍15g，桃仁15g，制大黄5g，怀牛膝20g，1/2服法，15剂。

按：柴归汤与桂苓加大黄牛膝方都是黄老师的经验方，也是黄老师临床常用之方。柴归汤是小柴胡汤与当归芍药散的合方，此方具有调气血、祛风湿、除寒热的功效，适用于自身免疫性疾病、内分泌疾病以及女性体质的调理。患者2015年就诊时我们没有见到，仅是在病历本上见到黄老师的记录，文字较为简单，除了痛经外，仅记载了患者"入冬手掌皮肤皲裂，近有咳嗽头痛"。皮肤皲裂为气血不荣之象，治疗"手掌皮肤皲裂"黄老师常用的处方为温经汤，适合吃温经汤的女性大多体瘦肤黄白，黄老师称之为"干玫瑰"，尤其是绝经后的女性更为多见。从二诊时患者的状态看，不似温经汤人。"近有咳嗽头痛"当属外感。当归芍药散可养血活血止痛，故黄老师采用了柴归汤内外兼治，气血并调。桂苓加大黄牛膝方是桂枝茯苓丸的加味方，是瘀血病方，具有活血化瘀攻下的功效，黄老师常用于瘀血而兼便秘者。适用人群为月经稀发或闭经、漏下、痛经，其人面暗红、烦躁不安、便秘、腰腿痛、小腹部充实压痛者。患者头痛目痒，双眼胬肉，眼睑充血，为体内有热之征，鼻翼两侧暗红，小腹较充实为使用桂枝茯苓丸的体征，经前大便解

不尽，是使用大黄、怀牛膝的指征，当然牛膝还可以引火下行，治疗头痛目痒等症，故黄老师选用了桂苓加大黄牛膝方。

35. 温胆汤、解郁汤治疗经前紧张综合征案

许某，女，37岁，2018年9月19日初诊。

经前紧张症，圆脸，面色微黄，易饥心慌，汗多，腹胀，月经量少，舌苔厚，脉弦滑。

黄老师处方：

①温胆汤：姜半夏15g，茯苓15g，陈皮15g，生甘草5g，枳壳15g，竹茹10g，干姜5g，红枣20g。

②解郁汤：姜半夏15g，茯苓15g，厚朴15g，苏梗15g，柴胡15g，白芍15g，枳壳15g，生甘草5g。

各10剂，两方隔日交替。

按：经前紧张症临床较为常见，黄老师认为多与患者的精神紧张有关。圆脸多为半夏体质，患者苔厚，脉弦滑，黄老师认为患者有痰湿之象，故处以温胆汤以化痰安神定志，解郁汤理气化痰。其中的半夏厚朴汤在《金匮要略》中原治"妇人咽中如有炙脔"，是治疗精神疾病的一首处方，四逆散疏肝解郁，可舒缓患者的紧张情绪，这些处方都有安神解郁，调节情志的作用。黄老师采用隔日交替独特的服药方法，常可提高疗效。

36. 桂枝茯苓丸合方治疗痹证案

周某，女，48岁，2018年8月29日初诊。

子宫切除术后3年，关节痛，遇风加剧，右肩痛，左少腹压痛，有胆结石病史。

黄老师处以桂枝茯苓丸合真武汤：桂枝15g，茯苓15g，牡丹皮15g，赤芍15g，桃仁15g，制附片10g，白术20g，干姜5g，5/2服法，15剂。

2018年9月19日二诊：仍诉左膝疼，上下楼关节痛减轻，近期乳

房胀痛，双肩痛，双眼翳状胬肉，左少腹压痛。

黄老师处以桂枝茯苓丸加大黄牛膝方：桂枝15g，茯苓15g，牡丹皮15g，赤芍15g，桃仁15g，怀牛膝30g，制大黄5g，制附片10g，黄芩15g，症状减后隔天服，20剂。

按：黄老师诊病常从看得见摸得着的地方入手，而腹证是触之可及的，故黄老师诊病基本上每个患者必做腹诊。左少腹压痛是应用桂枝茯苓丸的指征。无论何证，只要出现左少腹压痛，均有使用桂枝茯苓丸的可能。患者关节痛，遇风加剧，黄老师考虑有寒，故合用了真武汤，复诊时患者左少腹压痛仍在，故仍处以桂枝茯苓丸，此时黄老师注意到患者双眼翳状胬肉，翳状胬肉多为肝胆有热所致，故黄老师加用了黄芩。

37. 大柴胡汤合桂枝茯苓丸治疗痹证案

陈某，女，48岁，2018年6月26日初诊。

诉小关节痛，口咸，反流，头昏，腹胀，高血压史，左下肢静脉曲张，心下及小腹有压痛，舌红，脉弦滑。

黄老师处以大柴胡汤合桂枝茯苓丸：柴胡20g，黄芩10g，姜半夏15g，枳壳20g，赤芍15g，生大黄5g，桂枝15g，茯苓15g，牡丹皮15g，桃仁15g，干姜5g，红枣20g，隔天服，15剂。

2018年8月21日诊：症如上述，原方15剂，隔天服。

按：这是一个典型的大柴胡汤合桂枝茯苓丸证。反流、腹胀、心下按之满痛为大柴胡汤证，下肢静脉曲张及少腹压痛为桂枝茯苓丸证。患者虽诉小关节痛，但黄老师的着眼点并未在关节，而在于患者的体质与方证，相信患者坚持用药，必会取效。

38. 血府逐瘀汤治疗不安腿综合征案

张某，男，49岁，2018年9月19日初诊。

不安腿现象十余年，入夜满床乱滚，怕冷，易出汗，肩背部明显，腹肌紧张，舌暗红，脉弦滑。

黄老师处以血府逐瘀汤：柴胡20g，白芍20g，枳壳20g，生甘草

20g，当归 10g，川芎 20g，桃仁 15g，红花 5g，生地黄 15g，桔梗 10g，怀牛膝 20g，5/2 服法，10 剂。

按：患者不安腿现象入夜尤其，满床乱滚，舌质暗为有瘀之征，腹肌紧张，易汗怕冷为四逆散证，故黄老师采用了气血并调的血府逐瘀汤原方，一般方剂中黄老师用甘草常为 5g，此方却用 20g，盖取其缓急之功。

39. 荆防小柴胡合橘枳姜汤治疗左肺上叶占位案

周某，男，57 岁，2018 年 9 月 25 日初诊。

身高 165cm，体重 50kg，脸黄瘦，左肺上叶占位，癌可能大，左肩膀酸痛 3 个月，怕冷，面黄，眼睑红，胃部振水音。脐温 37.2℃，口温 37.1℃，额温 36.8℃。

黄老师处以荆防小柴胡合橘枳姜汤加味：柴胡 20g，黄芩 15g，姜半夏 10g，生晒参 10g，生甘草 10g，白芍 15g，连翘 40g，干姜 5g，红枣 20g，枳壳 20g，陈皮 20g，茯苓 20g，荆芥 20g，防风 15g，15 剂。

按：患者左肺虽有占位，但黄老师并未采用软坚散结药物直取其病，而是注重患者整体的调节。患者黄瘦为小柴胡体质，肩酸痛而加白芍，白芍可止痛，怕冷而加荆防，胃部有振水音合用了橘枳姜汤，眼睑红而加连翘清热，且大剂连翘有散结之功，脐温高亦是有内热之征，推测黄老师用药思路大致如此，不知是否尽合黄老师本意。

40. 薯蓣丸、大承气汤诸方治疗肺癌案

室某，男，67 岁，2018 年 9 月 4 日初诊。

肺癌半年，背痛，食欲不振，呕吐，气促胸闷，大便干结，两三天 1 次，舌苔厚腻，脉律不齐。

黄老师处方：

①姜半夏 50g，生晒参 15g，水蜜煎服，分 3～5 次服。7 剂。

②薯蓣丸 500g，每次 10g，早晚餐后服。

2018 年 9 月 11 日二诊：呕吐止，能进食，但背痛。

黄老师处方：

①生大黄10g，芒硝6g冲，黑丑、白丑各10g，3剂。

②薯蓣丸，每次20g。

2018年9月25日三诊：已胸腔引流达5000毫升，想吃，进食即背疼气促，呃逆，大便干，舌苔干糙，舌尖红，腹部板硬，脉弱数。

黄老师处方：

①大承气汤：生大黄10g，芒硝6g（冲），枳壳30g，厚朴30g。

②白头翁汤合黄芩汤加生晒参：白头翁15g，秦皮10g，生晒参10g，黄连5g，黄柏10g，黄芩15g，白芍15g，生甘草5g，红枣20g，各5剂，隔天服。

按：肺癌乃顽证，现无特效疗法，预后大多不佳。患者首诊时上有胸闷气促，背痛而呕吐，下有大便干结，肺与大肠之密切关系由此可见。黄老师采用半夏50g以降逆止吐，生晒参及薯蓣丸以扶正。二诊时呕吐止，能食，但背仍痛，黄老师采用了大黄、芒硝及二丑以通便降浊。仍予薯蓣丸以扶正。三诊时，胸腔已引流5000毫升，看来背痛、胸闷气促与胸腔积液有关，但进食时仍有背痛气促感，从描述来看，应较引流前有所减轻。虽然应用了大黄剂但患者大便依然干结，从其舌苔干糙，腹部板硬来看，黄老师认为属于阳明实证，故方①采用了大承气汤以通腹降浊，方②则采用了白头翁汤合黄芩汤清其热，加生晒参以扶助人体正气。采用两方分服的服药方法，主要取其药宏力专，不致掣肘。

41. 小柴胡汤去姜加白芍、黄柏、连翘方调理乳癌术后案

言某，女，38岁，2018年8月29日初诊。

乳癌术后3个多月，已放化疗，总体状态较好，食欲良好，但进食豆类后胃胀，大便黏滞，痱子多，咽暗红，脉滑。

黄老师处以小柴胡汤去姜加白芍、黄柏、连翘方：柴胡20g，黄芩15g，姜半夏15g，党参10g，生甘草10g，白芍15g，连翘30g，红枣

15g，黄柏 5g，隔天服，10 剂。

2018 年 9 月 19 日二诊：服后无明显不适，经常扁桃体发炎，原方 15 剂，隔天服。

按：癌症放化疗后的调理治疗，黄老师常采用小柴胡汤加味，有热者去姜。本例患者大便黏滞、咽红脉滑为有热之征，故加用了白芍、黄柏，黄柏可清下焦之湿热，加白芍实为合用了黄芩汤。黄老师认为肿瘤多为热性或夹热，即"癌坚之下，必有伏阳"，故常合用黄芩汤，现代研究亦证实黄芩汤有抗肿瘤作用。

42. 黄连汤、肾气丸调体案

昝某，男，62 岁，2018 年 4 月 18 日初诊。

近 1 年来体重下降达 6kg，查餐后血糖升高，进食腹胀，大便溏，夜尿不流畅，疲劳，口苦，夜寐多梦，早醒，手黄，脸色萎黄，舌淡胖，脉虚缓。

黄老师处以黄连汤：黄连 5g，肉桂 10g，生晒参 10g，干姜 5g，生甘草 5g，姜半夏 15g，红枣 15g，5/2 服法，10 剂。（注：煎药时，肉桂出锅前 5～10 分钟再下入，煎汤 400 毫升，分早、晚两次餐后服）

2018 年 9 月 19 日二诊：服药症状改善，但近期改进不大，起夜 3～4 次，腹软，舌胖淡。

黄老师处方：

①原方。

②肾气丸：炮附子 10g，肉桂 10g，熟地黄 20g，山药 20g，山茱萸 20g，牡丹皮 15g，泽泻 15g，茯苓 15g。

两方隔天交替，各 10 剂。

按：一次开两个处方是黄老师临床常用的做法，黄老师很多时候不主张把几个处方合在一起用，即不可同鼎而烹。本例患者初服黄连汤而取效，但患者晚上小便仍频，黄老师据其腹软舌淡而处以肾气丸。疲劳、口苦、夜寐多梦等仍处以黄连汤来解决。

43. 桂枝茯苓丸合当归芍药散调体案

刘某，男，50岁，2014年6月24日初诊。

前年2度胸痛，去年发作频繁，8月诊为冠心病，下肢静脉曲张，舌底紫，有高脂血症，乙肝病毒携带。

黄老师处以桂枝茯苓丸合当归芍药散：肉桂100g，茯苓100g，牡丹皮100g，赤芍150g，桃仁100g，当归100g，川芎150g，白术100g，泽泻150g，共研细末，炼蜜为丸，每服10g，每天2次。

2015年1月24日二诊：胸痛未作，去年10月中旬两下肢静脉曲张手术，现尚有疼痛，体重上升，有痔，原方加怀牛膝150g，制丸同上。

2016年8月6日三诊：病情稳定，1月24日方制丸两料。

2018年9月25日四诊：诉心情不佳，半月前曾突发眩晕，时有头痛，酒后腹泻。

黄老师处方：

①桂枝茯苓丸加味：桂枝10g，肉桂10g，茯苓20g，牡丹皮15g，桃仁15g，赤芍20g，川芎20g，葛根60g，丹参20g，苍术20g，泽泻30g，5/2服法，20剂。

②1月24日方制丸两料，每天20g，早、晚各10g。

按：桂枝茯苓丸与当归芍药散是黄老师临床最喜用的处方，桂枝茯苓丸是常用的活血化瘀方，多用于证偏于实者，黄老师常常把它当作一味活血药来用，方中的茯苓亦有利湿治水之功。当归芍药散中当归、芍药、川芎可以治血，茯苓、泽泻、白术可以治水，多用于血水同病而证偏虚者。患者下肢静脉曲张，舌底紫，是选用桂枝茯苓丸的指征，患者血脂高可选用当归芍药散，方中的茯苓、泽泻、白术均有较好的降脂作用。两方合用，血水并调。对于桂枝一药，黄老师有时用桂枝，有时用肉桂，有时桂枝、肉桂同用。揣摩黄老师用药规律，用于汤剂，黄老师一般用桂枝，对于兼有阳虚者多桂枝与肉桂同用，但配丸药则必用肉桂。因桂枝味薄，有效成分少，配丸剂药力明显不足，而肉桂味浓厚，含有效成分多，便于小剂常服。患者服丸药一料后胸痛已除，四诊前患者曾突发眩晕，且酒后腹泻，均为体内有湿之象，故黄老师取桂枝茯苓丸改善循环，并加苍术及大量泽泻以治水湿。葛根、川芎与丹参这一组药，是黄老师治疗头部疾病，改善大脑血液循环的经验用药。

44. 小建中汤加山药调体案

黄某，男，3岁，2018年6月26日初诊。

消瘦毛黄，喜甜食，面黄，常流涕。

黄老师处以小建中汤加山药：桂枝10g，白芍10g，炙甘草3g，山药20g，干姜3g，红枣20g，麦芽糖30g（冲），隔天服，15剂。

2018年8月25日二诊：蛀牙，原方加龙骨10g，牡蛎10g，隔天服，15剂。

按：尽管现在的生活条件非常好了，但据临床所见，面色黄瘦，消化不良者仍非常常见。脾主肌肉，消瘦者，脾虚也。面黄毛黄，气血不荣之象。常流涕者，脾虚之人常易外感也。对于体瘦面黄之患儿，黄老师喜用桂枝汤或小建中汤，这类患儿大多喜甜食，喜甜食也是黄老师应用小建中汤的一个重要指征。在用小建中汤或桂枝汤时，黄老师用大枣一般量比较大，大枣不仅可以健脾，还可以调节药物的口感。对于出汗多、夜寐不安或腹部跳动者黄老师多加龙骨与牡蛎，龙骨、牡蛎含钙质可以补钙、敛汗、安神。

45. 大柴胡汤合桂枝茯苓丸治疗肥胖症案

匡某，男，44岁，2018年9月25日初诊。

168cm，82.5kg，TG 8.75（乳糜血），轻度脂肪肝，大便日2～3次，两胁下抵抗感。

黄老师处以大柴胡汤合桂枝茯苓丸：柴胡20g，黄芩10g，姜半夏15g，枳壳20g，赤芍20g，制大黄10g，桂枝15g，茯苓15g，牡丹皮15g，桃仁15g，干姜5g，红枣20g，1/2服法，15剂。

按：大柴胡汤合桂枝茯苓丸是黄老师最常用的合方之一，本例患者体型肥胖，有脂肪肝，从病历本上的记载看，患者是有两胁下抵抗感的，这为应用大柴胡汤提供了支持，实践也证明大柴胡汤合桂枝茯苓丸具有良好的减肥降脂作用。对于肥胖，黄老师常根据患者的体质选用葛根汤、大柴胡汤、防风通圣散、五积散等。

46. 半夏泻心汤合三黄泻心汤治疗白癜风案

张某，男，36岁，2018年8月22日初诊。

白癜风十余年，体胖，有脂肪肝，易腹泻，肤白唇红，苔黄腻，腹软，脉滑。

黄老师处以半夏泻心汤合三黄泻心汤：姜半夏15g，黄连5g，黄芩15g，党参10g，生甘草5g，干姜10g，红枣20g，制大黄5g，隔天服，15剂。

按： 黄老师所诊患者来自全国各地，所治病种亦很庞杂，内、外、妇、儿、五官、皮肤各科病种均有。本例患者为一山东男子，患白癜风已有十余年，所用药物无数，但效果欠佳。黄老师并未着眼于白癜风，而是从调体质入手。患者腹软，无心下满痛等症，故未采用大柴胡汤等方剂。患者肤白唇红，苔黄腻，为体内有热之象，故黄老师采用了三黄泻心汤，因腹泻而取用了半夏泻心汤。

47. 半张防风通圣散治疗银屑病案

茅某，女，7岁，2018年9月19日初诊。

银屑病10个月，周身红斑，尤以胸腹背部为多，皮损色暗红。

黄老师处以半张防风通圣散：荆芥15g，防风15g，生麻黄10g，生石膏30g，生大黄5g，桔梗10g，生甘草5g，杏仁10g，黄芩5g，连翘20g，7剂。

按： 银屑病为临床难治之病，临床大多以凉血活血为法。黄老师常治以经验方半张防风通圣散加减，其实本方是由麻杏甘石汤加味而成。盖肺主皮毛，清肺热即可治皮毛之疾。皮疹色暗红多为有热，故方中加黄芩、连翘以清之，荆芥、防风有较好的祛风止痒作用，用生大黄者，盖肺与大肠相表里，治大肠亦可治肺。此法往往用于体格健壮者，若为桂枝体质则非所宜。

48. 大柴朴汤合桂枝茯苓丸治疗荨麻疹案

沈某，女，45岁，2018年9月25日初诊。

荨麻疹服大柴桂苓厚朴汤好转，半夜易痒，胸痛转为闷，腹胀，68.5kg，两肋弓有抵抗感，两少腹压痛，舌底弥漫瘀滞。

黄老师处以大柴朴汤合桂枝茯苓丸：柴胡20g，黄芩15g，姜半夏15g，枳壳30g，赤芍15g，生大黄10g，桂枝15g，茯苓15g，牡丹皮15g，桃仁15g，厚朴20g，苏叶10g，干姜5g，红枣20g，1/2服法，15剂。

按：我们见到患者时已非初诊，患者诉药后皮肤瘙痒得到了明显改善，我们很期待知道黄老师上次开的是啥药，我们暗自猜测着，等见到病历本后，我感觉很欣慰，因为我想的和黄老师所开的药方比较接近，我想的是大柴朴汤合桂枝茯苓丸加荆防，这说明我们有一点点进步了。患者胸痛或胸闷，两肋下抵抗感，腹胀是使用大柴朴汤的指征。半夜痒多与瘀血有关，两少腹压痛及舌底瘀滞均是使用桂枝茯苓丸的指征，故黄老师采用了大柴朴汤合桂枝茯苓丸，但黄老师习称之为大柴桂苓厚朴汤。

49. 荆防大柴胡汤合桂枝茯苓丸治疗湿疹案

彭某，男，60岁，2018年9月11日初诊。

皮肤湿疹遍布周身，瘙痒2个月余，高血压史20年，食欲差，舌暗舌底瘀紫，左下腹压痛，上腹抵抗，脉浮滑。

黄老师处以荆防大柴胡汤合桂枝茯苓丸：柴胡25g，黄芩15g，姜半夏15g，枳壳25g，白芍20g，制大黄10g，桂枝20g，茯苓20g，牡丹皮20g，桃仁20g，干姜5g，红枣20g，荆芥20g，防风20g，5/2服法，10剂。

2018年9月25日二诊：湿疹隐去，但仍瘙痒，抓之出血，腹证尚存，5/2服法，15剂。

按：黄老师门诊，皮肤病患者亦非常多，黄老师治疗皮肤病亦不拘一格，有的用荆防小柴胡，有的用防风通圣散，有的用麻杏苡甘汤，有的用大柴胡汤……。患者有高血压病史，上腹抵抗感是应用大柴胡汤的指征，舌暗舌底瘀紫，左下腹压痛，是黄老师选用桂枝茯苓丸的依据，大柴胡汤合桂枝茯苓丸调体以治本，加荆防者，祛风止痒以治标。二诊时，"湿疹隐去"，已见好转，但腹证尚存，故黄老师原方再进。

50. 三黄泻心汤合黄芩汤加生地黄治疗血小板减少性紫癜案

樊某，女，69岁，2018年9月18日初诊。

血小板减少10年以上，皮下紫癜，齿衄，便溏，舌暗底瘀紫。

黄老师处以三黄泻心汤合黄芩汤加生地黄：生大黄10g，黄连5g，黄芩15g，生地黄30，白芍15g，生甘草5g，红枣20g，分2次服，7剂。

按：黄老师治疗血液系统疾病常选用三黄泻心汤，尤其是血小板减少症。血小板减少易出现出血及紫癜等，黄老师亦常合用黄芩汤，所加生地黄是张仲景治疗血证之定法。黄老师采用三黄泻心汤治疗血小板减少症有许多成功的案例可供参考。

51. 桂枝茯苓丸加大黄牛膝方治疗脱发案

易某，男，29岁，2018年7月31日初诊。

脱发多年，目涩，易疲劳，眼圈暗，舌暗淡。

黄老师处以桂枝茯苓丸加大黄牛膝方：桂枝15g，茯苓15g，牡丹皮15g，赤芍15g，桃仁15g，川芎15g，制大黄5g，怀牛膝15g，隔天服，15剂。

2018年9月18日二诊：精神较充沛，脱发有减，左少腹压痛，体稍胖，面色黄，胃肠好转，大便日1次，舌淡红苔白腻，原方20剂，服法同上。

按：中医认为"发为血之余""肾其华在发"，故对于脱发治疗，常从益气养血及补肾填精入手。笔者以前治疗脱发亦用此法，见效者虽有，不效者更多。黄老师治病不拘常理，常从辨体质辨方证入手。本患眼圈黑为有瘀血之征，目涩者，血不濡目也，发脱者，发失所养也。黄老师认为本例患者的脱发是由于瘀血所致，故处以其经验方桂苓加大黄牛膝方加川芎，以改善其血液循环，促使其毛发生长。从服药后患者"精神较充沛，脱发有减"来看，本方是对证的。二诊补述了患者的体质情况，体稍胖，左少腹压痛。料想初诊时患者可能也有左少腹压痛，黄老师诊病讲究实证，选择桂枝茯苓丸必有其可靠的体征支持。其实古人治疗脱发亦有从瘀血论治者，如王清任的通窍活血汤（桃仁、红花、生姜、赤芍、川芎、老葱、大枣、麝香、黄酒）。虽同治瘀血之脱发，但通窍活血汤性温，功在温通，桂苓加大黄牛膝方性寒，治在凉降。两者寒热有别，成为对方，可并传不朽。

下 篇
学用黄煌经方临证医案

1. 大柴胡汤合退热汤治疗肝癌高热案

彭某，女，53岁，半年前出现反复高热，最高时达40℃，到我市某三甲医院住院治疗，诊为肝癌、葡萄球菌性败血症、细菌性肺炎、真菌感染、肺占位性病变、心包积液等10余种病，并行介入及抗感染治疗，患者半年中住院数次，病情曾一度好转，但仍反复发热。患者为了缓解病情，询求中医诊治。来我院后采用蒿芩清胆汤加清热解毒药灌肠，西药采用亚胺培南及地塞米松10mg未能退热，遂于2019年6月6日下午请全院会诊。患者入院后查白细胞（WBC）$4.50×10^9$/L，红细胞（RBC）$3.39×10^{12}$、血红蛋白（HGB）96.0g/L、血小板（PLT）$225×10^9$/L，超敏C反应蛋白（HCRP）134.44mg/L，血沉（ESR）62mm/L。观其面色黄，眼睑稍淡，详询之，先恶寒，寒冷刺骨，随即发高热，有时达40～41℃，发热时伴恶心，头晕，偶咳，舌质暗微红苔厚腻，脉沉弦。随即我为之做腹诊，当我用手按压其心下时，她欲用手把我手推开状，其表情痛苦。我问："痛吗？"答："痛甚。"再按其两胁下，压之有抵抗感，右少腹亦有压痛，腹部扣之如鼓。我又问她："你烧心反酸吗？"她点点头，说："不仅烧心反酸，还吐苦水。"我说："好的，我知道了。"

病例讨论时各位专家分歧很大，有的说患者是气虚发热，当用补中益气汤加味，也有的说是湿邪引起的发热，当用三仁汤加味。我据其寒热往来、心下按之满痛及反酸呕苦诊为大柴胡汤证。

书方如下：柴胡30g，黄芩10g，半夏10g，枳壳30g，白芍30g，生姜10g，大枣20g，酒大黄5g，生石膏90g，连翘30g，甘草10g。2剂，免煎颗粒。科主任采纳了我的处方。

2019年6月10日我到病房去看望患者，此时的患者精神气色已大有好转，正悠闲地躺在床上玩手机。患者诉当晚服药，次日热退，至今未再发热。余按其腹部，已无压痛，舌质微红，苔较前变薄，嘱其继续服药观察，7天后患者未再发热，遂出院。

按：此患者高热反复发作已有半年之久，抗生素、抗真菌等药物已用到极致，本次发热用地塞米松10mg及退热药未见效果，且热势有增无减，甚时达41℃。病属外感还是内伤？患者面色黄，眼睑淡，轻度贫血，精神状态比较差，貌似气血不足的虚证，此时如果不进行腹诊则容易被假象迷惑。患者心下拒按，按之满痛，此即《金匮要略·腹满寒疝宿食病脉证并治第十》之："按之心下满痛者，此为实也，当下之，宜大柴胡汤。"《伤寒论》136条说："伤寒十余日，热结在里，复往来寒热者，与大柴胡汤。"《伤寒论》103条说："呕不止，心下急，郁郁微烦者，为未解也，与大柴胡汤下之则愈。"余为之诊病时，患者情绪较差，时不时还在报怨热总不退，此非《伤寒论》所云之"郁郁微烦"乎？所加石膏原本是退热良药，张锡纯善用之，但非大剂量难以为功。方中连翘、甘草与柴胡、黄芩为黄煌老师之退热汤，治外感发热有良效，也是我本人常用之退热方。事后，跟诊的年轻医生问我为何不加麻黄。我告诉他，患者发热时已不恶寒，是典型的往来寒热，并非太阳病之恶寒发热，太阳病之恶寒与发热是同时存在的，故可排除太阳病的可能。患者的病情纷繁复杂，西医诊断有10余个，我们未囿于西医病名，紧紧抓住方证对应的原则，采用大柴胡汤加味，效果既出意料之外，又在意料之中。

2. 退热汤治疗高热案

王某，男，70岁，因"发热、头痛、恶心、呕吐3天"入院。

患者3天前无明显诱因出现发热，体温最高达39.4℃，伴头痛，呈持续性胀闷痛，视物旋转，视物模糊，伴恶心、呕吐、胸闷、心慌，在当地门诊给予"清开灵针""藿香正气液"未见好转。入院查胸片、头颅CT、泌尿系B超、血尿常规、肝肾功能、电解质无明显异常，结核抗体（TB Ab）IgM阴性，TBAb-IgG阴性。抗链O（ASO）、类风湿因子（RF）、抗环瓜氨酸抗体（抗ccp抗体）阴性，C反应蛋白（CRP）97.86mg/L。甲型流感病毒抗原阴性，乙型流感病毒抗原阴性。血培养无细菌生长。胸部CT示：慢性支气管炎并肺气肿，纵隔淋巴结增多、不大，双侧胸腔少量积液。入院后未能确诊，曾给予抗感染、抗炎（地塞米松针）、退热（双氯芬酸钠栓等）及补液支持治疗，并给予清热解表、清热解毒（痰热清针）治疗10天，患者发热仍反复发作，未见好转。遂于2018年7月29日邀余会诊。

诊见：患者形体偏瘦，营养状况一般，面色黄暗，缺乏光泽，表情淡漠，询之，寒热往来，口苦、咽干、头晕，不欲饮食。腹诊：腹肌紧张，两胁下按之有抵抗感，舌质红苔白，脉弦。四诊合参，当属少阳病，治宜和解少阳，透邪外达。

处以退热汤：柴胡40g，黄芩20g，甘草15g，连翘50g。免煎颗粒，每次1袋，每天3次口服，3剂。

药后当晚汗出热退，观察3天未再发热，遂痊愈出院。

按：退热汤是黄煌老师的经验方，主治感冒发高热，汗出热不退或无汗身热者。黄老师说："服用本方大多可汗出热退，有些人会通身大汗，从此脉静身凉。也有服用以后，得快利，随即汗出。此方从小柴胡汤加减而来。因是急性发热，所以去了人参、半夏和生姜、大枣；所以加连翘，是因为连翘擅长清风热，对发热汗出而热不退者，对头昏心烦失眠者，对咽喉充血淋巴结肿大者，对发热而呕吐者，都很有效。柴胡退热，必须大量。《伤寒论》原用八两，按一两3克换算，也需要24克！柴胡还必须配伍甘草，因为看《伤寒论》原文，小柴胡汤的加减很多，人参、姜枣、黄芩均可去，唯独柴胡、甘草不能去。"

患者是典型的少阳体质，发热的类型也属于少阳病，应用小柴胡汤亦应该有效。因笔者当时正在学习黄老师的退热汤，故首选了退热汤，未料取效如此之快。其实退热汤是小柴胡汤的瘦身版，保留了小柴胡汤中的核心成分柴胡、黄芩与甘草，并加用了大量的连翘，连翘可以解表、解毒、止吐，大剂量用亦有发汗作用。当然如果患者脾胃虚弱太甚，亦可用小柴胡汤加连翘。笔者近几年临床应用退热汤治疗了许多发热性疾病，效果较好，一般一两剂即可汗出退热。对于内热较重或口渴者，加入生石膏60～100g，常能加快退热速度。

3.退热汤加味治疗急性乳腺炎高热案

杨某，女，28岁，湖南人，2019年8月25日网诊。

乳腺炎伴发热2天。体温最高39.8℃，乳房内有硬块，局部红肿热痛，曾服用布洛芬混悬液数次，药力一过仍然高热，发热时伴有恶寒，头痛，全身酸痛，乏力。

刻诊：患者为剖宫产，现尚未满月，饮食可，大便每日4～5次，味不大。查血常规未见异常，母乳白细胞4+。

诊为乳痈（急性乳腺炎）。

处方：柴胡30g，黄芩15g，连翘60g，甘草15g，生石膏90g，蒲公英60g，葛根30g，王不留行20g。1剂，急煎服。

2019年8月26日二诊：药后次日早上热退，昨晚大便4次。

处方：柴胡24g，黄芩10g，连翘50g，甘草15g，生石膏50g，蒲公英50g，葛根30g，王不留行20g，党参15g，1剂，水煎服。后患者反馈，未再发热，乳腺炎已愈。

按：乳腺炎发热临床较为常见，患者虽有发热恶寒身痛，但并非太阳表证，而为太阳病之类证，故非麻黄汤所宜。黄煌老师所创之退热汤（柴胡、黄芩、甘草、连翘）虽然药味简单，但确为千锤百炼之经验良方，笔者经过临床反复验证，效果极佳。由于患者高热故加入大量生石膏，因大便次数多，故加葛根升阳止泻，蒲公英为消乳痈之专药，王不留行长于通乳，乳通则肿痛可消，诸药共用，量大力专，故一剂而热退，二诊方诸药减量，并加入党参扶助正气。数日后随访，未再发。

4. 小柴胡汤加味治疗病毒性肺炎案

李某，男，63岁，因"发热伴咳嗽半月"于2020年2月16日01:03以"病毒性肺炎"收入院。

患者半月前受寒后出现发热症状，体温38℃，咳嗽，有痰，遂于2月4日到省某医院就诊，行肺部CT示：两肺感染性病变，考虑病毒性肺炎，核酸检测阴性。给予阿比多尔、莫西沙星、连花清瘟胶囊及中药汤剂消炎抗病毒治疗，发热咳嗽未见明显好转，并出现进行性呼吸困难，动则气喘，为求进一步治疗来我院就诊，门诊以"病毒性肺炎"收入院。

刻诊：体瘦，面色暗黄，咳嗽，胸闷，呼吸困难，动则气喘，有痰，色黄白，不易咳出，口干口苦，咽痛，时有头晕，夜寐欠佳，乏力，不欲食，右脚趾肿痛，大便日1次，少量便血（有痔疮），小便微黄，舌质暗红苔腻微黄，脉弦细数。

辅助检查：红细胞沉降率（2020年2月16日）101.0mm/h↑，免疫全套（2020年2月16日）谷丙转氨酶48U/L↑、谷氨酰胺氨基转移酶75U/L↑、白蛋白33.4 g/L↓、球蛋白33.1g/L↑、白球比1.0↓、胆碱酯酶5409.9U/L↓、尿酸421μmol/L↑、血清胱抑素测定1.02 mg/L↑、高密度脂蛋白0.97mmol/L↓、载脂蛋白A1.03g/L↓、免疫球蛋白G 16.3g/L↑、补体C3 1.51g/L↑、补体C4 0.44g/L↑，DIC常规（2020年2月16日）活化部分凝血酶原时间49.8s↑、纤维蛋白原6.59 g/L↑、d-二聚体2.540mg/L↑，全血细胞计数+五分类（2020年2月16日）红细胞$3.4×10^{12}$/L↓、红细胞压积32.5%↓、平均血红蛋白量32.3pg↑、血小板$345×10^9$/L↑、血小板压积0.38%↑、淋巴细胞比率17.7%↓、单核细胞比率10.4%↑、嗜酸性粒细胞比率0.2%↓、嗜酸性粒细胞数$0.01×10^9$/L↓，超敏C反应蛋白测定（2020年2月16日）超敏C反应蛋白测定＞5.00mg/L↑、C反应蛋白测定25.2mg/L↑，降钙素原（2020年2月16日）0.66ng/mL↑，AMI免疫全套3项（2020年2月16日）B型钠尿肽BNP（2020年2月16日）正常范围。肺及纵隔CT（2020年2月17日 16:21:22）：①双肺多发斑片状感染病灶，考虑病毒性肺炎，请结合临床；②纵隔钙化灶，左冠脉壁钙化；③双肾多发小结石。必要时治疗后复查。

中医诊断：时行感冒病（少阳夹湿）。

西医诊断：病毒性肺炎。

治法：和解少阳，清热利湿。

方药：清热化湿方。

大青叶15g，玄参20g，柴胡15g，黄芩15g，法半夏10g，牛蒡子10g，连翘10g，蒲公英20g，贯众10g，荆芥10g 甘草10g，白芷12g，茯苓15g，苦杏仁12g，广藿香15g，佩兰15g。3剂，水煎服，每日1剂。

2020年2月19日二诊：发热减轻，体温37.5℃，仍咳嗽，有黄痰，不易咳出，口干口苦，食欲差，乏力，胸腹部胀满不适，足痛稍减，舌质红苔黄白厚腻，脉弦细。腹诊：胸胁部有抵抗感。辅助检查：淋巴细胞亚群检查（2020年2月19日）T淋巴细胞46.11%↓、T抑制细胞15.61%↓、B淋巴细胞5.7%↓、自然杀伤细胞37.24%↑、TH/S比值2.14↑。

处以小柴胡汤加味：柴胡15g，黄芩10g，法半夏10g，太子参10g，大枣10g，芦根30g，淡竹叶30g，连翘30g，桔梗10g，苦杏仁10g，浙贝母10g。5剂，水煎服，每日1剂。

2020年2月25日三诊：热已退，咳嗽显减，痰较前易咳出，胸闷气短较前改善，咽痛已除，足痛减，舌质暗红苔薄腻，脉弦细。

处以小柴胡汤合千金苇茎汤加减：柴胡15g，黄芩10g，法半夏10g，太子参10g，大枣10g，甘草10g，芦根30g，桃仁10g，生薏苡仁30g，冬瓜仁30g，土茯苓30g，百合30g，生地黄30g。5剂，水煎服，每日1剂。

2020年3月9日四诊：以上方加减又服5剂，患者咳止，胸闷气短已除，脚趾痛基本消失，复查肺部CT明显好转，复查核酸两次均为阴性，患者出院。

按：本例患者为余2020年疫情期间驰援武汉市某新冠肺炎定点医院时所诊治的患者。患者为临床诊断病例，因核酸阴性，故诊断为病毒性肺炎，而未下新冠肺炎的诊断。患者面黄体瘦，不苟言笑，属于黄煌老师所讲的柴胡体质，据其舌脉，当属少阳夹湿夹阴虚之证。为保证患者及时服药，故初诊采用的医院协定处方清热化湿方。本方退热有佳效，但方中大青叶容易败胃，患者服药后热虽减，但胃不适，食欲更差，故二诊改为小柴胡汤加味；因痰液黏稠不易咳出，故加入桔梗，桔梗含有皂苷，可稀释痰液，促进痰排出；芦根与淡竹叶皆为禾本科植物，禾本科植物现代药理研究证实均有抗病毒作用，且芦根可以滋阴润肺，化痰止咳，淡竹叶可以导湿热从小便而出。三诊考虑患者病久，且舌暗，皮肤干燥，皆为有瘀血之征，故以小柴胡汤合千金苇茎汤。患者咳嗽减轻后诉，痛风发作未止，故加土茯苓、百合，土茯苓为治疗痛风之良药，可清热利湿，排浊止痛，百合含有秋水仙碱，也是降尿酸，排浊毒之有效药物，且百合亦有润肺止咳之功，可谓一药多能。在本例患者的治疗过程中，我们始终抓住患者为柴胡体质，以小柴胡汤为基本方，随证处理所夹之湿热、阴虚、瘀血等，终获良效。

5. 四逆散加味治疗顽固性咳嗽案

罗某，女，25岁，2020年11月18日初诊。

咳嗽反复发作4年余，以秋冬季更甚，经中西药物治疗，未见明显改善。

刻诊：体偏瘦，面色微黄，眼睑稍充血，叙述病情时仍咳嗽连声，咽痒，干咳少痰，甚为痛苦，遇冷咳嗽加重，常常咳嗽难以入寐，平时手足凉，无明显畏寒，易痛经，大便1~2天1次，稍干，腹直肌紧张，舌质微红苔薄，脉沉弦。

处以四逆散加味：枳壳15g，白芍30g，柴胡15g，甘草10g，全蝎8g，罗汉果10g。5剂，免煎颗粒，每次1袋，每天2次口服。

2020年11月23日二诊：咳嗽明显减轻，咽已不痒，此次来月经未再痛经，手足易冷，舌质微红苔薄，脉沉稍弦。继用上方5剂。

2020年11月28日三诊：近日未咳，手足转温，大便较前通畅。其母补述：患者右侧后头部从三四岁脱发至今，询求治法。

处以四逆散合四物汤：枳壳15g，白芍30g，柴胡15g，甘草10g，当归15g，生地黄20g，川芎10g，罗汉果10g。7剂，继服。

按：顽固性咳嗽临床并不少见，有的经年累月不愈，给患者造成了极大的痛苦。本例患者以前所服中药大多为止咳化痰之方，如止嗽散、三仁汤等，但未见明显改善。患者体瘦面黄，手足逆冷，腹肌紧张，属于黄煌老师所讲的四逆散体质。患者的咳嗽为阵咳，痉挛性咳嗽，四逆散可以缓解气管支气管的痉挛，为增强疗效，加入了全蝎。全蝎有镇静止痉之功。因患者苦于口服中药，故加入了罗汉果以改善药物的口感，患者服药后果获速效，并且多年的痛经亦得到了缓解。患者虽然手足逆冷，但舌质偏红，眼睑偏红均为有内热之征，故与少阴阳虚之四逆汤证迥然不同。

6. 桂枝加黄芩汤治疗感冒案

李某，女，3岁，2019年5月12日初诊。

于7天前受凉后出现感冒鼻塞，打喷嚏，伴恶风头痛，咽痛，汗出较多，周身酸痛，体温37.8℃左右，曾服用多种感冒药未见明显改善。

诊见：患儿面白体瘦，鼻塞流清涕，汗出，恶风寒，纳差，咽痛，咽喉稍有充血，舌淡红苔白微黄，脉浮。诊为感冒。

治宜调和营卫，清热利咽。

处以桂枝汤加味：桂枝8g，白芍8g，甘草6g，生姜6g，大枣10g，黄芩6g，桔梗6g。3剂，免煎颗粒。

2019年5月15日二诊：服上方后感冒愈，咽痛止，食欲好转。改用小建中汤以调体。

桂枝6g，白芍12g，甘草6g，生姜6g，大枣10g，生麦芽30g。5剂，免煎颗粒，并嘱自购饴糖500g，每天服10g，每日1次。

按：患者体瘦面白无光泽，且汗出易感冒，当属黄煌老师所讲的"桂枝人"。患儿素体虚弱，汗出恶风脉浮，当属桂枝汤证。患儿咽红，证明已有化热，故加黄芩以清之，桔梗以利之。据临床所见，脾虚之患儿感冒后多表现为桂枝汤证，但化热者亦为临床所常见，故常加黄芩以清之。感冒愈后令其服小建中汤建其中气，复其形质亦非常重要，否则感冒仍会反复发作，只有中气建，才能长治久安。

7. 麻杏甘石汤梨治疗鼻窦炎

余某，男，5岁，2019年7月10日初诊。

其母代诉，患儿鼻塞不通已有半年之久，易反复感冒，每于感冒后症状加重，常常鼻流浊涕，痛苦难当，耳鼻喉科诊断为慢性鼻窦炎，经多种中西药物治疗效果欠佳。

刻诊：患儿微胖而较壮实，毛发浓密，好动而怕热，喜食冷饮，唇红，扁桃体Ⅱ度肿大，睡觉时易打鼾，舌质红苔薄，脉浮滑。

因患儿惧怕喝中药，故处以口感极佳的麻杏甘石汤梨：生麻黄5g，杏仁10g，生石膏30g，生甘草5g，生梨1枚连皮切片入煎。7剂，水煎，饭后服。

2019年7月18日二诊：患儿鼻塞明显改善，流浊涕减少，当问及小朋友药苦不苦时，小朋友说这是吃过的最可口的药。上方15剂，5/2服法。

2021年5月13日患儿母亲过来看病，当问及患儿鼻窦炎一事，其母言，已愈多时，因患儿鼻已通，未再流涕，故未再诊。

按：麻杏甘石汤在《伤寒论》中治疗"汗出而喘，无大热者"。黄煌老师临床擅用本方，但应用范围已大大超出了《伤寒论》，临床常用于呼吸系统、目疾、肛肠及皮肤疾病。黄老师认为，应用麻杏甘石汤既要辨病，更要辨人。本方的适用人群为：体格壮实，毛发浓密，皮肤大多比较粗糙，面部或眼睑可见轻度浮肿貌，好动，怕热，口渴喜冷饮，易咳喘，易皮肤起红疹瘙痒等。本患儿体格健壮，毛发浓密，好动而怕热，喜食冷饮，唇红等符合麻杏甘石汤人的特征，因患儿久服药物有些抗拒，故学用黄老师的方法，于方中加入生梨1枚，则寓食疗于药疗之中。梨味甘性凉，既可生津润肺，又能调节中药之口感，更便于患儿接受。肺开窍于鼻，应用麻杏甘石梨汤清其内热，肺热不再熏灼鼻窍，则鼻窦炎可愈。

8. 除烦汤合小陷胸汤治疗慢性咽炎案

王某，男，29岁，2019年5月6日初诊。

咽部异物感1年余，某医院诊为慢性咽炎，口服中西药未见明显改善。近来经常用麦冬、石斛、胖大海等泡水服，但效果不佳，后经朋友介绍前来就诊。

刻诊：体微胖，头圆，大眼睛，双眼皮，咽喉部似有黏痰，吐之不出，咽之不下，时有胸闷，心下不适感，心烦易怒，寐差多梦，唇红，舌质红苔腻微黄，脉滑。

处以除烦汤：姜半夏 15g，厚朴 15g，茯苓 15g，苏梗 15g，枳壳 15g，栀子 10g，黄芩 10g，连翘 15g。7 剂，水煎服，日 1 剂。

2019 年 5 月 14 日二诊：药后咽喉异物感明显减轻，仍感胸闷，心下压之微痛，舌质红苔腻微黄，脉滑。处方：上方加瓜蒌 30g，黄连 3g。7 剂，水煎服，日 1 剂。

2019 年 5 月 22 日三诊：服药后咽喉异物感仅留 15%，胸闷及心下不适感消失，睡眠可，舌质微红，苔薄腻，脉滑。处以除烦汤：姜半夏 15g，厚朴 15g，茯苓 15g，苏梗 15g，枳壳 15g，栀子 10g，黄芩 10g，连翘 15g。10 剂，5/2 服法。后随访患者诸症已消失。

按：《金匮要略·妇人杂病》篇："妇人咽中如有炙脔，半夏厚朴汤主之。""咽中如有炙脔"指的是咽喉异物感，中医称之为梅核气，西医多称之为慢性咽炎。本病多见于半夏体质患者，本例患者为典型的半夏体质，患者有心烦易怒、舌红等热证表现，故采用了黄煌老师的经验方除烦汤。二诊时发现患者心下有压痛，符合小陷胸汤之指征，故合用了小陷胸汤，取得了较好的效果。三诊时患者病已祛大半，故采用了 5/2 服法，以巩固疗效，此亦为黄煌老师常用之法。

9. 麻黄附子细辛汤合麻黄附子甘草汤治疗咽痛案

梁某，男，38 岁，2018 年 10 月 15 日初诊。

1 个月前受凉后出现感冒、咳嗽、咽痛，自服用阿莫西林胶囊、头孢克肟胶囊、板蓝根冲剂等，咳嗽止，但咽痛未见改善，遂又服用清热解毒、清热养阴等中药 10 余剂，但咽痛有增无减，后经朋友介绍前来就诊。

刻诊：微胖，面色黄白，自诉咽喉疼痛，吞咽时疼痛加重，喝水下咽亦痛。查其咽喉色淡，亦无红肿。询知患者头昏沉，四肢困倦乏力，欲睡，食欲可，小便清，舌淡红苔白，脉沉细。

处以麻黄附子细辛汤合麻黄附子甘草汤：麻黄 10g，炮附子 10g，细辛 6g，甘草 6g。5 剂，免煎颗粒，每次 1 袋，每天 2 次口服。

2018 年 10 月 23 日二诊：咽痛大减，痛已去十之六七，精神状态好转，舌质淡红，苔白，脉沉，较前有力。上方继服 5 剂。

后随访患者，咽痛已愈，头昏沉及困倦诸症均除。

按：咽痛有热证，亦有寒证。黄煌老师认为，判断寒热的最简易的办法就是咽喉的望诊。黄老师诊病必察咽喉，凡咽喉红肿充血者多为热证，咽喉淡红不充血无肿胀者多为寒证。寒证再用清热解毒之法，无异于雪上加霜。少阴之脉"循喉咙，挟舌本"，寒邪伤及少阴，常致咽痛。此时的咽喉一般无红肿，且常伴有困倦乏力，欲睡，小便清，脉沉细等，即《伤寒论》所言："少阴之为病，脉微细，但欲寐也。"麻黄附子细辛汤可温补肾阳、散寒启闭，故能治疗寒伤少阴经脉、窒塞阳气的咽痛，甘草亦为治疗少阴咽痛之有效药物，如《伤寒论》311条："少阴病二三日，咽痛者，可与甘草汤。"实践证明，麻黄附子细辛汤与麻黄附子甘草汤都是治疗少阴咽痛的有效良方，二者合用效果更佳。

10. 麻杏甘石汤合升降散治疗失音案

谢某，男，38岁，教师，2019年3月15日初诊。

患者家属代诉：患者失音半月，患者半月前因劳累受凉后，出现感冒咽痛，经口服蓝芩口服液及阿莫西林后，咽痛好转，但说话语音难出，随即到某医院住院治疗并口服中药，未见明显好转。

刻诊：偏胖，面色微红，稍有浮肿貌，皮肤粗糙，语言难出，咽喉肿痛，扁桃体Ⅱ度肿大，易出汗，怕热，大便干结，3天1次，舌质红苔腻微黄，脉沉弦。

处以麻杏甘石汤合升降散：生麻黄10g，杏仁10g，甘草10g，生石膏45g，蝉蜕15g，僵蚕10g，姜黄10g，生大黄8g，桔梗15g。5剂，水煎服，日1剂。

2019年3月20日二诊：患者已能发声说话，但说话不能太久，声音较低沉，口干口苦，喜冷饮，咽喉充血，大便日1次，较前通畅，舌质红苔腻，脉沉弦。上方加玄参30g，马勃10g，连翘30g。5剂，水煎服，日1剂。

2019年3月26日三诊：声音已恢复大约85%，口渴，喜冷饮，小便热，大便日 2 次，稀，舌质红苔稍腻，脉沉。因患者煎药不便，改为免煎颗粒。

处方：生麻黄 8g，杏仁 10g，甘草 8g，生石膏 30g，蝉蜕 10g，僵蚕 10g，姜黄 10g，制大黄 3g，桔梗 10g，玄参 15g。7 剂，每晚服 1 袋。

后随访，患者药后已愈。

按：失音一证，有寒有热。寒者多因暴感寒邪，直中少阴，应用麻黄附子细辛汤常可数剂取效。热者，多因内有积热，复因外感而诱发。常可表里双解，可用麻杏甘石汤合升降散。

麻杏甘石汤是古代的清热平喘方，主要适用于以汗出而喘，口渴烦躁为特征的疾病。黄煌老师认为：麻杏甘石汤体质者大多身体状况较好，皮肤大多比较粗糙，面部或眼睑可见轻度浮肿貌。口渴，不恶寒，或恶热喜冷饮，其人多痰液，鼻涕黏稠，口干口苦等。本例患者体格较好，微胖，皮肤粗糙，汗出怕热，当属麻杏甘石汤体质，故初诊时处以麻杏甘石汤。患者咽喉肿痛，大便干结，故合并使用了升降散。方中蝉蜕、僵蚕可以开窍利咽，姜黄、大黄可以解毒降浊，所加之桔梗亦为利咽之品。二诊时患者失音好转，咽部仍然有充血，为加强疗效，加用了凉血利咽的玄参、马勃、连翘。三诊时其病已去大半，故小其制，减量巩固，后患者失音恢复正常。

11. 五苓散治疗音哑案

黄某，女，32 岁，2019 年 7 月 1 日初诊。

声音嘶哑已有半年之久，曾服用胖大海、石斛、玄麦甘桔汤等中药及西药，均未获效。

刻诊：体偏胖，肤白，稍有浮肿貌，声音嘶哑，咽干，咽喉有堵塞感，口渴欲热饮，饮亦不多，时有眩晕，大便溏，小便次数多，量少不利，色清，舌质淡胖有齿痕，苔滑腻，脉沉。

治宜温阳化气，利水消阴。

处以五苓散：桂枝 10g，茯苓 15g，猪苓 15g，泽泻 25g，白术 15g。5 剂，免煎颗粒，每次 1 袋，每天 2 次口服。

2019年7月7日二诊：服药5剂后，患者音哑明显好转，咽喉堵塞感减轻，小便较前通畅。上方继服10剂，病愈。

按：五苓散是古代治疗水逆病的专方，具有通阳利水之功。黄煌老师临床擅长使用五苓散治疗各科杂病。他认为五苓散的适用人群为：面色多黄白，或黄暗，一般无油光。体型特征不定，虚胖者或肌肉松软而易浮肿，或实胖者肌肉充实而腹泻；瘦者易头晕头痛、心动悸、心下振水音。身体多困重疲乏。患者容易出现浮肿，以面目虚浮为多见，或晨起肿，或下肢易浮肿，甚者可有器质性疾病发生而出现腹水、胸水。有些患者有眼袋。常有渴感而饮水不多，大便不成形，小便量不多。舌质多胖有齿痕。这种体质是湿体，是蓄水体。本例患者白胖，口渴而小便不利，舌淡胖，有齿痕，苔滑腻，均为有水湿之象，符合五苓散体质特征，故治疗并未着眼于音哑，而注重患者体质的调节。客水不去，正水不布，水气不化，则津液不行，咽喉失去津液的滋养，则咽干音哑。五苓散可温阳化气，湿邪得去，正水（津液）得以正常敷布，则咽喉得濡，故音哑可愈。

12. 大柴胡汤合桂枝茯苓丸治疗口唇麻木案

陈某，女，58岁，2019年5月3日初诊。

左上唇及左足踝麻木半年，半年来曾服用多种中西药物治疗效果不显，查头颅CT亦未见明显异常。

刻诊：体偏肥胖，圆脸，面色暗红，胸阔腰圆，头晕，时有心烦，寐差，进食后腹胀，大便时干时稀而不利，左下肢有静脉曲张，舌质暗紫，舌下静脉瘀紫，苔微黄腻，脉沉弦有力。

腹诊：腹部膨隆，上腹部充实有力，扣之如鼓。

处以大柴胡汤合桂枝茯苓丸加味：柴胡15g，黄芩10g，半夏10g，枳壳20g，白芍15g，生姜10g，大枣10g，酒大黄3g，桂枝15g，茯苓15g，牡丹皮15g，赤芍15g，桃仁15g，栀子10g，厚朴15g。5剂，水煎服，日1剂。

2019年5月9日二诊：患者服药后上唇未麻，左足麻木显减，未再头晕,面色仍暗红,腹胀显减,大便顺畅日1次,舌质暗苔稍腻,脉沉弦。上方5剂继服。

按:麻木是临床常见之症状,可见于多种疾病,常常顽固难愈。按以往之思路,"麻为气虚,木为湿痰死血",常治以补气养血,化痰逐瘀之品,但效不可期。跟师黄煌老师后,我彻底改变了辨治思路,常从调体质入手,多能获效。根据患者体胖,面红,舌下瘀紫及腹部充实有力,故处以大柴胡汤合桂枝茯苓丸。因患者有心烦腹满,寐差,故加栀子厚朴汤以消烦除胀。半年之顽麻数剂缓解实属未料。从此案我深深地感受到了从调体质入手及方证对应的妙处。

13. 桂枝茯苓丸合五苓散治疗神经性耳聋案

孟某,女,60岁,2015年11月9日初诊。

右侧耳聋、耳鸣2年余,伴耳中堵塞感,曾多次到医院检查,诊为神经性耳聋。曾服用营养神经药物、六味地黄丸、耳聋左慈丸、中药汤剂上百剂及针灸治疗,未见明显好转,后经朋友介绍前来就诊。

刻诊:体格中等,面色暗,眼圈稍黑,口干,喝水则胃胀,大便干,小便稍有不利,小腿肌肤甲错干燥,左少腹有压痛,舌质暗淡,边有齿痕,苔薄白,脉沉细。

处以桂枝茯苓丸合五苓散:桂枝10g,茯苓10g,牡丹皮10g,赤芍10g,桃仁10g,白术10g,泽泻10g,猪苓10g。免煎颗粒,3剂。

2015年11月12日二诊:患者耳聋稍有好转,较大的声音已能听到,仍耳鸣,大便仍干燥,上方加酒大黄4g。上方加减共服药27剂,耳鸣耳聋完全消失,听力恢复正常。

按:对于耳鸣耳聋的治疗,以前多从肾开窍于耳考虑,常采用补肾之法进行治疗,但疗效很差,故每认为耳聋是不治之症。自从学习了黄煌老师的经方理论后,多采用辨方证的方法,据其面征,小腹压痛及小腿肌肤甲错确认为桂枝茯苓丸证,据其口干,小便不利及其舌象,辨为五苓散证,故以两方相合进行治疗,没想到3剂药后即有改观,不足一月而愈,疗效实超出想象。

14. 桂枝茯苓丸合小柴朴汤治疗舌痛案

刘某，男，66岁，2015年12月3日初诊。

主诉：舌中间痛3个多月。

刻诊：体瘦，面部色暗红微黄，偶有头晕，食欲差，左少腹有压痛，左侧小腿静脉曲张，易抽筋，口苦，咽干，舌质暗苔白腻，舌下静脉怒张，脉沉。

处以桂枝茯苓丸合小柴朴汤：桂枝15g，茯苓15g，牡丹皮15g，赤芍15g，桃仁15g，柴胡15g，黄芩10g，法半夏10g，党参10g，甘草10g，生姜10g，大枣10g，姜厚朴15g，紫苏梗15g。3剂，水煎服，日1剂。

2015年12月7日二诊：患者诉舌痛减轻，小腿未再抽筋，继以上方6剂，舌痛愈。

按：黄煌老师对体质的辨识经验为我们临床提供了诊病治病的捷径。患者体瘦面暗黄为典型的小柴胡体质，其面征、腹征与腿征为桂枝茯苓丸证。患者虽诉舌痛，但查之无溃疡，无红肿，其异常感觉可视为咽中如有炙脔的延伸，当属半夏厚朴汤证，故处以桂枝茯苓丸合小柴朴汤，果然获效。

15. 黄连温胆汤合半夏厚朴汤治疗灼口综合征案

孟某，女，72岁，2019年10月12日初诊。

主诉：自觉口腔及舌麻辣疼痛感1年余，严重时影响讲话及进食。

刻诊：细察舌、口腔黏膜均未见溃疡、糜烂。皮肤黄白，体型偏胖，圆脸，大眼睛，双眼皮，平素胆小，易晕车，咽喉有异物感，痰多，寐差，多梦，口干口苦，时有心烦，舌质红苔厚腻，脉弦滑。

诊为灼口综合征。

处以黄连温胆汤合半夏厚朴汤：陈皮10g，姜半夏15g，茯苓15g，甘草6g，枳壳15g，竹茹15g，黄连6g，厚朴15g，苏梗15g，生姜10g，大枣10g。7剂，每日1剂，水煎服。

2019年10月19日二诊：患者服药后口腔烧灼麻辣感明显改善，咽喉异物感减轻，痰减少，稍有咽痛，舌质红苔仍腻，脉弦滑，原方加连翘15g，15剂，5/2服法。

以上方加减，患者共服药2月余，灼口症状基本消失。

按：灼口综合征又称舌痛症，是发生在口腔黏膜以烧灼样疼痛为主要表现且无明显临床体征的一组综合征，常伴随口干、味觉障碍等症状。本病发病率并不太高，但临床偶能见到。检查虽无阳性发现，但患者痛苦异常。黄老师认为本病与精神、心理等因素有关，对此类口-舌-咽的异常感觉症候群，黄老师多考虑为半夏厚朴汤证。跟师时，常见黄煌老师应用半夏厚朴汤、温胆汤、除烦汤、解郁汤之类的处方治疗本病，效果很好。本例患者体型偏胖，圆脸大眼，胆小易晕，是典型的温胆汤体质，咽中有痰，有异物感为半夏厚朴汤证，舌红心烦为黄连证，故处以黄连温胆汤合半夏厚朴汤。因患者是余之亲戚，故常进行心理疏导，经过2个月余的治疗，灼口症状及咽喉异物感消失，晕车、睡眠亦有明显改善。

16. 五苓散治疗头痛案

王某，男，36岁，2018年3月2日初诊。

头痛反复发作4年余，曾3次住院治疗，多次做脑电图、脑血流图及头颅CT检查无异常发现。7天前无明显诱因头痛又突然发作，以左侧太阳穴为甚，服中西药物未见明显改善。

刻诊：头痛欲裂，口干口渴，欲温饮，舌质淡红边有齿痕，苔白腻，脉沉弦。

予散偏汤：川芎30g，白芷10g，白芍15g，白芥子9g，香附6g，柴胡3g，郁李仁3g，甘草3g。5剂，水煎服，每日1剂。

2018年3月8日二诊：患者诉头痛未见明显改善。细询之，口干口渴依然，喜温饮，饮亦不多，小便量少。

处以五苓散：桂枝10g，茯苓15g，泽泻25g，生白术15g，猪苓15g。7剂，免煎颗粒，每次1袋，每天2次，口服。

2018年3月16日三诊：患者诉3剂后头痛即止，现口干口渴好转，小便转多，继用上方14剂以兹巩固。

2019年7月1日患者领其母亲过来看病，问及头痛一事，言已愈，未再复发。

按：头痛临床较为常见，原因众多，初诊时因为患者以偏头痛为主，故先入为主采用了《辨证录》的散偏汤，本方治疗偏头痛命中率较高，但患者服药5剂并未见好转。二诊时详询患者，得知其尽管口渴欲饮，但饮亦不多，且小便量少，此为有水饮之征，故处以五苓散，不料3剂痛即止，可见"药对病，一口汤，不对病，用船装"是很有道理的。

17. 当归四逆汤治疗头痛案

刘某，女，28岁，2019年3月22日初诊。

主诉：头痛如裂3年余，劳累或受凉后加重。

刻诊：体瘦，面苍白少泽，伴畏寒，手足冰冷，口中和，月经量少，痛经，纳食可，二便可，寐差，舌淡苔白腻，脉沉细弱。

证属血虚寒凝，头失温养。

处以当归四逆汤：当归30g，桂枝30g，白芍30g，甘草15g，大枣30g，细辛6g，通草10g。7剂，免煎颗粒，每次1袋，每天2次，饭后服。

2019年3月30日二诊：药后患者头痛明显改善，仍有畏寒手足冷感，继用上方15剂，5/2服法。

2019年4月20日三诊：患者头痛已止，手足转温，此次来月经未再痛经，上方7剂，每日1袋，早饭后服，以兹巩固。

按：《伤寒论》351条曰："手足厥寒，脉细欲绝者，当归四逆汤主之。"本方是经典的厥阴病方，传统的温经散寒方，具有治厥寒、疗挛痛的功效。黄煌教授对当归四逆汤进行了深入研究，黄老师认为，适合吃当归四逆汤的人群特征为："面色青紫或暗红或苍白，无光泽，四肢冰冷，以手足末端为甚，多伴有麻木、冷痛、暗红甚至青紫，压之发白，遇冷更甚，甚至甲色、唇色、面色、耳郭较苍白或乌紫，有冻疮或冻疮史……"黄老师认为:"本方证的手足冷,以指尖为甚,虽夏天亦阴冷异常,四肢逆冷,故方名四逆。脉细为血管收缩的缘故,并非心脏功能衰弱,故全身情况比较好。疼痛是必见症状,大多遇冷更剧。"本例患者头痛如裂,面色苍白不泽,手足逆冷,脉沉细弱,属于厥阴血虚寒凝之证,故处以当归四逆汤。手足厥寒和脉细欲绝是使用本方的眼目。笔者抓住当归四逆汤的主证及方人特点,用于治疗风湿病、痛经及头痛等多种疾病取得了较为满意的效果。

18. 小柴朴汤加味治疗三叉神经痛案

田某,男,56岁,2019年7月10日初诊。

左侧面颊部刺痛1年余。既往有脑梗死病史。于1年前刷牙时突然出现左侧面颊部刺痛,疼痛剧烈,休息后逐渐缓解,故未在意。但后来常因刷牙或吃饭、饮水时而诱发。

刻诊:患者体型偏瘦,面色黄,大眼睛,双眼皮,平常易紧张、易受惊吓,咽中有痰,不易咳出,咽喉时有异物感。左侧面颊部阵发性疼痛,呈刺痛感,焦虑貌,常因疼痛而致睡眠不佳,食欲稍差,二便可,舌质暗红,苔腻,脉滑。

诊断:三叉神经痛。

予小柴朴汤加减:柴胡15g,黄芩10g,姜半夏15g,党参10g,甘草10g,生姜10g,大枣15g,厚朴15g,茯苓15g,紫苏梗15g,白芍30g,生龙骨30g,生牡蛎30g,全蝎10g,蜈蚣1条。7剂,水煎服。

2019年7月18日二诊:患者诉疼痛发作次数明显减少,程度亦有所减轻。上方继服14剂。

2019年8月10日三诊:面部疼痛近半月来仅发1次,予原方继服7剂。

后电话随访患者疼痛未再发作。

按:黄煌老师认为小柴胡汤"往来寒热"中的"往来"可指疾病的节律性、迁延性及时发时止性,而三叉神经痛具有反复发作、时发时止的特点,符合小柴胡汤"往来寒热"的特征。故采用了小柴胡汤。此患者除了有面部疼痛外还有焦虑紧张及咽喉异物感等。《金匮要略》曰"妇人咽中如有炙脔，半夏厚朴汤主之"。黄煌老师认为半夏厚朴汤不仅仅适用于咽喉有异物感，并且可以以咽喉为中心向上下扩展，如面部乃至躯体感觉异常的病证。此患者平时易紧张、焦虑，大眼睛双眼皮，符合半夏体质患者特征，故合用半夏厚朴汤。所加之芍药配甘草可以缓急止痛，全蝎配蜈蚣名为止痉散，是经典的祛风止痉定痛药，用于方中可起到治标的作用，这也是黄老师常用的方法。经过1个月的治疗，患者终于获愈。

19. 葛根汤治疗面瘫案

陈某，男，33岁，2020年12月2日初诊。

左侧面瘫1个月。于1个月前晚上睡觉时忘记关窗，快天亮时被冻醒，晨起发现左侧面部麻木，刷牙漱口时，水从左侧口角漏出，左眼不能闭合，舌的左边亦有麻木感。

刻诊：体格较为健壮，面色黄暗微黑，皮肤粗糙，平时不易出汗，有疲劳感，头项僵痛，大便稀，日1～2次，不黏，左侧耳后翳风穴处有压痛，舌质淡红苔白腻，脉浮紧。

处以葛根汤：葛根30g，麻黄10g，桂枝15g，白芍15g，甘草10g，生姜10g，大枣20g。5剂，水煎服，药后盖被取微汗。

2020年12月8日二诊：面瘫明显好转，左侧面部已无麻木感，上眼睑仍有闭合无力。舌质淡红苔白，脉浮而有力。上方加白术20g，5剂，水煎服。

2020年12月15日三诊：患者面瘫已愈，此次是领其爱人前来就诊。原来那天晚上开窗受凉后，两人都出现了面瘫，由于其爱人还在哺乳，故未敢吃药，做了10天针灸治疗未见明显改善，今带她来看看能否吃中药。患者为一白瘦人，易汗，怕风怕冷，舌淡脉弱，处以桂枝加葛根汤，7剂而愈。

按：面瘫一病，临床颇为常见，周围性面瘫大多因受凉受风而起。故治疗以发表散寒为第一要务。体质壮实者，如麻黄体质或葛根体质可以采用葛根汤来治疗，覆被取汗，汗出则病减。体质较弱如桂枝体质者，可以采用桂枝加葛根汤来治疗。一家两口同时出现面瘫者并不多见，陈某属于麻黄体质，处以葛根汤一诊而取效，再诊时患者眼睑仍闭合无力，考虑脾主肌肉，故加用了白术以健脾增强肌力。陈某爱人属桂枝体质，故处以桂枝加葛根汤，之所以加葛根者，葛根入阳明，走面部之经络也，不必拘于项背之强与不强。黄煌老师比较重视体质的辨识，不同体质的人用药是有差异的，体质辨证的确为我们临床提供了捷径。早年治疗面瘫多采用牵正散，但效果欠佳，究其原因，还是没有认真辨证，只是套用成方。牵正散由白附子、白僵蚕、全蝎组成，此方主要用于面瘫日久，久病入络，风寒已去者，对于面瘫早期或风寒未去者效果并不好。

20. 当归生姜羊肉汤治疗眩晕案

吴某，女，68岁，2020年6月6日初诊。

头晕5年，久坐站起及劳累后易发，血压常在85/60mmHg左右。曾服生脉饮、八珍益母丸等未见明显改善，曾用西药眩晕停等，效亦不显。

刻诊：面黄体瘦，畏寒怕冷，腰膝酸软，时有腹痛，大便溏，舌质淡苔白，脉沉细弱。

因患者怕服中药，故处以药食同源的当归生姜羊肉汤：当归50g，生姜150g，羊肉250g。3剂。

用法：上三味，加水2500毫升，可放入少许葱、酒、盐等调料，煎取800毫升，吃肉喝汤，每次温服200毫升，日服两次，两天服完，每周1剂。

3周后复诊：患者头晕基本消失，血压100/70mmHg，面色较前红润，嘱用归脾丸巩固疗效。

按： 当归生姜羊肉汤出自《金匮要略》，属于药食同源之方。黄煌老师认为，本方是经典的寒疝病方及产后调理方，传统的养血散寒止痛方，具有止腹痛，调月经，补虚损的功效，适用于以消瘦，腹痛，月经不调为特征的疾病，也可用于虚弱女性的体质调理。眩晕一证，血压低者有之，血压高者亦有之。血压低者多为气血不足，脑髓失养所致。方中当归养血活血，生姜辛温，可温阳散寒止痛，"羊肉甘热，能补血之虚，有形之物也，能补有形肌肉之气，凡味与羊肉同者皆可以补之"（李杲语）。三药配伍，药食并用，使血气足，营卫和，脑髓充，眩晕自平。笔者体会，应用当归生姜羊肉汤有很好的增强体质的作用，应用时最主要要抓住"虚"与"寒"两个字，虚主要是血虚，患者多表现为面黄体瘦，寒主要表现为易腹痛，肢冷，便溏等。在熬制本方时，可以适当加些盐、葱、料酒等调料，否则也比较难以下咽。

21. 桂枝茯苓丸加味治疗高血压头晕案

杨某，男，48岁，2019年11月1日初诊。

高血压病12年，长期服用降压药，血压控制在145/85mmHg左右，平时头晕头胀，疲劳乏力，时有胸闷气短，入睡困难，易醒，大便干，2天1次，有痔疮史。

刻诊：体胖，唇暗，腹部充实有力，左少腹稍有压痛，下肢酸胀无力，脚易抽筋，下肢皮肤甲错，足跟皮肤裂口，舌暗红苔腻，舌下静脉充盈瘀紫，脉沉弦有力。

处以桂枝茯苓丸加味：桂枝10g，肉桂5g，茯苓15g，赤芍15g，牡丹皮15g，桃仁15g，川芎15g，丹参20g，制大黄6g。7剂，水煎服，每日1剂，如大便次数增多改为每剂服2天。

2019年11月9日二诊：头晕头胀明显改善，入睡较前好转，大便日1次不干，腿仍有乏力感，脚抽筋发作较前减少。上方加怀牛膝30g，石斛20g，10剂，5/2服法。

按： 患者唇暗，舌暗，下肢皮肤甲错，足跟皮肤裂口，少腹压痛等都是瘀血之指征，故采用了桂枝茯苓丸，加丹参、川芎是黄煌老师最常用的加味方法，丹参、川芎可加强桂枝茯苓丸改善全身血液循环的作用，尤其是改善大脑的血液循环。二诊时患者大多数症状得到了明显改善，但腿仍有乏力感，故加入了怀牛膝及石斛，即合用了黄老师的经验方四味健步汤，此二味可补肝肾，强下肢，如此应用，可达到标本兼治之功。

22. 大柴胡汤合五苓散治疗头晕呕吐案

张某，男，31岁，2020年4月24日初诊。

头晕半个月，发时呕吐，视物旋转，在市某三甲医院住院治疗，查头部CT未见异常，治疗亦未见明显好转，有中度脂肪肝、耳鸣及转氨酶升高病史多年。经朋友介绍前来就诊。

刻诊：头晕，水入即吐，体型偏胖，按之心下稍痛，睡眠差，口苦，口干口渴，喜温饮，饮水不多，大便可，小便不利，查谷丙转氨酶124U/L，舌质暗红舌下瘀紫，苔腻，脉沉弦。

处以大柴胡汤合五苓散：柴胡15g，黄芩10g，半夏10g，枳壳20g，白芍15g，生姜10g，大枣10g，酒大黄3g，桂枝10g，茯苓15g，泽泻15g，生白术15g，猪苓10g。7剂，水煎服。

2020年5月5日二诊：头未晕，未吐，右耳鸣，睡眠好转，舌质暗红舌底瘀紫，苔薄，脉沉。

大柴胡汤合桂枝茯苓丸：柴胡15g，黄芩10g，半夏10g，枳壳15g，白芍20g，大枣10g，酒大黄3g，桂枝15g，茯苓15g，牡丹皮15g，赤芍15g，桃仁15g，磁石30g，龙骨30g，牡蛎30g。7剂，水煎服。

后来患者复诊时去磁石、龙牡，加垂盆草30g，旱莲草30g，2020年11月25日患者体检：脂肪肝已无，谷丙转氨酶34U/L，耳鸣轻微，可以忽略，继服大柴胡汤合桂枝茯苓丸巩固。

按：患者体格较好，微胖，心下有压痛，且口苦口干，头晕，脉弦，属于大柴胡汤证。水入即吐为水逆证，是使用五苓散的指征，口渴，喜温饮，饮亦不多，小便不利亦支持五苓散证，故初诊采用了大柴胡汤合五苓散。二诊晕与呕吐均止，患者要求解决耳鸣的问题，故去掉了利水之五苓散而合用了桂枝茯苓丸，以改善耳部的血液循环。药后耳鸣渐减，因其肝功能异常而加入垂盆草、旱莲草以保肝降酶，后做体检，脂肪肝已无，转氨酶亦恢复正常。本案始终以大柴胡汤调体质为基础，随病情的变化而进行合方加减，取得了较好的效果。

23. 五苓散治疗呕吐案

朱某，女，25岁，2018年10月30日初诊。

水入即吐5天。3个月前曾出现反复性呕吐10天，医院确诊为幽门痉挛。经治疗后症状有所好转，5天前因与男朋友吵架后呕吐又作，呕吐之物为清稀酸水，每日呕吐10余次，服药未效，经介绍来我门诊求治。

刻诊：面黄白体胖，精神萎靡，食欲差，口干口渴欲饮水，饮水即吐，舌质淡红，舌苔薄白，脉数。

此为水饮内停，津不上承。治宜温阳化饮，健脾渗湿。

处以五苓散：桂枝10g，猪苓20g，茯苓20g，泽泻30g，白术20g。3剂，浓煎，少量频服。

2018年11月2日二诊：患者服药后呕吐次数渐减，每天吐2~3次，上方继服5剂，病愈。

按：《伤寒论》74条云："中风发热，六七日不解而烦，有表里证，渴欲饮水，水入则吐者，名曰水逆，五苓散主之。"水入即吐是五苓散证的一个独证，见到水入即吐就可以采用五苓散来治疗，之所以会出现水入即吐，是因为体内水饮停聚，邪水不去，正水不布，故渴欲饮水，水入则吐。笔者临床采用五苓散来治疗胃炎、幽门痉挛、幽门梗阻、急性胃肠炎表现为水入即吐者，每收良效。胃炎者可加砂仁、藿香，急性胃肠炎可加黄连、砂仁。

24. 吴茱萸汤治疗呕吐案

石某，女，40岁，2018年8月10日初诊。

1个月前过食寒凉后出现右胁下疼痛，伴有恶心呕吐，经B超检查诊为"胆囊炎"，服消炎利胆片等治疗未见好转。

刻诊：面色㿠白，神疲乏力，胸满胀闷，右胁疼痛，食欲差，呕吐涎沫，清稀，舌质淡白，手足冷，头顶隐痛，脉沉细无力。

此多服寒凉，阳气耗伤，浊阴上逆所致。治宜温阳散寒，降逆止呕。

处以吴茱萸汤：吴茱萸 10g，红参 10g，生姜 30g，大枣 30g，半夏 15g。3 剂，水煎，少量频服。

上方服药 1 剂后呕吐及胁痛均减轻，3 剂后呕吐止，手足转温，上方去半夏，吴茱萸改为 6g，继进 3 剂而愈。

按：呕吐病因颇多，治法亦异，但总不外乎胃气上逆。但胃为受病之所，其因可能在其他脏腑。吴茱萸汤是古代的温热性止吐止痛剂，主治以腹痛、干呕、吐涎沫、头痛、吐利而手足厥逆为特征的疾病。黄煌老师认为，适合吃吴茱萸汤的体质为，患者体力比较低下，四肢常冷，易生冻疮，易肩凝，易恶心呕吐，易头痛，心窝部常有膨满痞塞感，多伴有振水声者。《伤寒论》243 条云："食谷欲呕，属阳明也，吴茱萸汤主之。" 378 条云："干呕，吐涎沫，头痛者，吴茱萸汤主之。" 可见呕吐、吐涎沫、头痛都是吴茱萸汤的主证，本例患者上症均备，并有胁痛且被诊为胆囊炎，可见与肝胆还是有密切联系的，且患者有明显的寒象，故处以吴茱萸汤散寒降逆，加入半夏者，因半夏可减少腺体的分泌，并能降逆止呕故也。方中吴茱萸其气燥烈，常常难以入口，一般 5～10g 即可，并可配用大量的生姜、大枣以制之，生姜可用 15～45g，取其温胃降逆之功，大枣可用 30g。

25. 葛根芩连汤加味治疗呕吐案

乔某，女，43 岁，2018 年 10 月 9 日初诊。

呕吐伴腹泻 1 个多月。患者于 1 个月前饮食生冷油腻后出现呕吐腹泻，曾服藿香正气液 2 盒，症状稍有改善。近日因过于操劳，呕吐腹泻又进一步加重，服用抗生素及止吐药未效而前来就诊。

刻诊：体型偏胖，面色微红，头面部油腻，精神困倦，呕吐频作，饮食不下，口燥口黏，手足心热，大便稀而不利，日 3 次，味臭，解完后肛门灼热，小便黄赤，舌质红，苔腻微黄，脉数。

处以葛根芩连加半夏生姜汤：葛根 24g，黄芩 9g，黄连 9g，甘草 6g，姜半夏 15g，生姜 10g。3 剂，水煎服，日 1 剂。

2018 年 10 月 12 日二诊：服 3 剂后，呕止，大便日 2 次，肛门仍有热感，上方去半夏、生姜，继服 5 剂而愈。

按：黄煌老师应用葛根芩连汤经验丰富，黄老师认为，葛根芩连汤的适用人群具有以下特征：大多体格比较壮实，肌肉相对发达厚实，肥胖倾向，唇舌暗红，满面油腻，大便不成形或腹泻，全身困重，尤其以项背强痛不舒为特征。体检多见血糖高、血压高。本例患者属于黄老师所描述的体质类型，故采用了葛根芩连汤，兼有呕吐者，加半夏配生姜亦是仲景之常例。笔者应用葛根芩连汤比较关注以下几点：一是颈项强，二是舌质红，三是大便臭，四是肛门热，凡具备以上特征者，无论何病均可应用本方。

26. 竹叶石膏汤治疗呕吐腹胀

患者王某是我的一个学生，一次因饭后腹胀，我曾给她开过解郁汤，药后胀消。后来分配到宁波实习，2019 年 5 月 27 日，宁波的天气很闷，她不停地出汗，下午 5 点开始腹泻，伴头晕欲吐，次日出现寒热往来，自服藿香正气胶囊及小柴胡颗粒，腹泻止，但不敢多吃东西，仅能喝白粥。6 月 1 日，吃饭后又开始腹泻，自服蒙脱石散，腹泻止，但出现腹胀满，似大便未解净，脐周压痛，心下按之不适，欲吐，欲解大便而不能出，欲食不敢食，睡眠差，头昏眼花，乏力，少气。细询之，近来一直心情压抑，易生气，腹泻缘于吃外卖，吃时就觉恶心，从此开始出现腹泻不适，近日因腹泻体重已下降 5 斤。患者体瘦，面色黄白，舌质红苔少有裂纹，由于是网上求助，未能诊脉，2019 年 6 月 3 日处以竹叶石膏汤加焦三仙：竹叶 10g，生石膏 30g，麦冬 20g，山药 15g，甘草 6g，党参 10g，姜半夏 10g，炒建曲 10g，炒山楂 10g，炒麦芽 15g。7 剂，免煎颗粒。

2019 年 7 月 9 日患者帮她人问诊时告知，药后即愈。

按：《伤寒论》397 条曰："伤寒解后，虚羸少气，气逆欲吐，竹叶石膏汤主之。"竹叶石膏汤一般用于温热病后期的调理，具有退虚热、增体重、止汗、止呕、止咳、止渴等功效。黄煌老师一般用于治疗以羸瘦，食欲不振，低热持续，多汗为特征的疾病。本例患者素体消瘦，又因饮食不慎而腹泻多日，体重骤降5斤而致虚羸少气，气逆欲吐，此竹叶石膏汤证也，因免煎颗粒无粳米，故依张锡纯经验换成了山药，患者有明显伤食病史，故加焦三仙以消食助运，药证合拍，故获良效。

27. 五苓散治疗小儿腹泻案

李某，男，1岁4个月，2019年8月10日初诊。

患儿母亲诉：患儿腹泻7天，服抗生素、思密达及中药未效，今日已腹泻7次，大便色黄质稀，味不大，食欲差。

刻诊：患儿体瘦，面色白，易汗出，肛门不红，舌质淡苔白腻，指纹淡。

处以五苓散加味：肉桂3g，茯苓5g，泽泻6g，白术6g，猪苓3g，葛根6g。3剂，免煎颗粒。

2019年8月12日二诊：服药次日即转为大便日1次，食欲好转。处以桂枝减芍药汤加味：桂枝6g，白芍3g，生姜5g，大枣5g，炙甘草3g，麦芽6g。3剂，免煎颗粒。

按：患儿肤白体瘦，为桂枝体质，其腹泻次数虽多，但肛门不红，大便不臭，显然非湿热证，五苓散可利小便以实大便，由于患儿无外感，故处以肉桂温里，加葛根者，升阳止泻也。二诊时患儿腹泻止，故处以桂枝减芍药汤健脾和胃，此与小建中汤为对方。

28. 真武汤合橘皮竹茹汤治疗顽固性呃逆案

郭某岳父，79岁，2019年6月5日网诊。郭某微信求助，言其岳父呃逆不止，连声不断已达月余，曾用西药及中药旋覆代赭汤、丁香柿蒂汤等诸法，未见好转。

症见：呃逆不止，口干不苦，喜热饮，且必须饮烫水，饮温水则呃逆加重，胃觉不空，时有水声，近来只吃半饱，多吃亦会加重，感觉气往上冲，无矢气，大便日一次，微干，起夜频繁，每晚达5～6次，多梦，早醒，舌质淡暗而嫩，苔稍厚而松浮，一片水湿之气。此肾阳虚衰，水湿上泛之证。治宜温肾散寒，降逆止呃。

处以真武汤合橘皮竹茹汤：制附子10g，生姜30g，白芍30g，茯苓30g，白术20g，甘草10g，大枣30g，陈皮30g，竹茹10g。

药进3剂，呃止。

按：该患者在二十余年前因患胸痹就诊与余，与瓜蒌薤白半夏汤加附子数剂而愈，老人家信余甚笃，故才有微信求诊之事。呃逆者，膈肌痉挛，胃气上逆也。治法无非降胃气止痉挛也，然有效者，亦常有不效者。究其原因，未能治病求本也。接诊医生亦为余多年前之同事，其对应用真武汤合橘皮竹茹汤迅速起效讶为神奇，问曰："吾用大剂旋覆代赭汤为何无效？"余答曰："旋覆代赭汤虽有降逆之功，但重在治胃，此病乃肾阳不足，浊阴上犯所致，故用之无功。"患者口干喜热饮，且必须饮烫水，此非阳气亏虚乎？胃中有水声，乃水湿之象。令人疑惑者，真武汤证多大便溏稀，而此老者大便偏干，实乃水从小便去也，故每晚小便5～6次。无论大便之干稀均与肾气有关，故中医称之为"肾司二便"。本案以真武汤治水治本，用橘皮竹茹汤降逆治标，标本兼治而获速效。另外，医者之直觉对判断病情亦弥足珍贵，有时医者的直觉比推理更重要，初见本例患者舌象时，第一印象就是水湿泛滥，当用真武汤。

29. 解郁汤治疗慢性胃炎案

许某，女，48岁，2018年10月12日初诊。

反复上腹部胀满不适10余年，加重1个月。曾多次行胃镜检查，均诊为浅表性胃炎，反流性食管炎。患者曾多次住院治疗，中西药物并进，但症状时轻时重，并未得到根本改善。近来因家庭不和而症状加重，自感腹胀不适，嗳气或得矢气则舒，食欲差，心烦易怒，口苦，失眠多梦，大便不利而量少。

诊见：体形稍胖，紧锁双眉，脸色微红，舌质红，苔薄黄，脉弦细。

处以解郁汤：柴胡15g，白芍15g，枳壳15g，生甘草6g，姜半夏15g，厚朴15g，茯苓15g，苏梗15g，栀子10g。7剂，水煎服，每日1剂。

2018年10月20日二诊：患者诉服药后效果明显，腹胀已减80%，寐安，心情亦大有好转，上方14剂继服。

后患者领其母来就诊，问及其病情，患者说已愈，故未再复诊。

按：解郁汤为黄煌老师的经验方，由四逆散合半夏厚朴汤组成。黄老师认为，解郁汤是情志病方，具有理气解郁的功效，适用于以四肢冷、咽喉有异物感、腹胀为特征的患者。本方的适用人群为：形体中等或偏瘦，脸色偏黄，缺乏光泽，手足常冷，两肋弓下肌紧张；大多血压偏低，生性敏感，办事谨慎，平时非常关心自己的身体，忌口讲究，但症状甚多；情绪低落，胸闷不舒，咽喉异物感，易恶心呕吐，易腹胀腹痛腹泻，矢气后方觉舒适，或头痛，或失眠；女性经前乳胀、痛经等；舌苔黏腻满布。四逆散适用于柴胡体质，而半夏厚朴汤适用于半夏体质，解郁汤体质属于柴胡体质与半夏体质的结合体，形体大多中等或偏瘦，脸色偏黄而且缺乏光泽，血压偏低，性格内向，易压抑，对事对人比较敏感。此类患者一般都具有"三多一差"的特点，即主诉较多，做的检查多，治疗的地方多，但疗效差。临床采用解郁汤多能见效。根据患者具体情况可做适当加减。如腹痛明显者，加大白芍剂量；腹胀甚者，加大厚朴、枳壳用量；恶心呕吐者，加大半夏剂量，并加用生姜；腹泻者加葛根；心烦易怒者加黄芩、栀子、连翘；失眠多梦者加酸枣仁，脐跳明显者加生龙骨、生牡蛎。以解郁汤为基础方，再配合心理疏导，移情易性，常可提高疗效。

30. 归芪建中汤治疗胃痛案

王某，男，53岁，2019年8月18日初诊。

胃及左侧少腹痛2年，为阵发性疼痛，去年做肠息肉手术后仍痛。

刻下：体瘦，面色黄暗，易疲劳，唇暗，有时口苦，口臭，无汗，心下、左上腹及两少腹压痛，小腹有一条筋，打嗝后腹中舒服，稍多吃则痛加重，大便不干，舌质暗苔白，边有齿痕，脉沉细。

处以归芪建中汤：桂枝 20g，白芍 40g，生甘草 20g，生姜 20g，大枣 30g，生麦芽 60g，黄芪 15g，当归 15g。5 剂，水煎服。

2019 年 8 月 26 日二诊：胃痛减轻，心下及脐左侧压痛，脐跳明显，天热时胃痛加重，有时反酸，睡眠可，易打嗝及矢气，大便日 1 次，有时稀，舌质暗苔腻，脉沉。上方加生龙骨 30g，生牡蛎 30g，5 剂，水煎服。

2019 年 8 月 31 日三诊：面色黄暗，胃痛基本消失，喜按，心下两胁少腹稍有压痛，口苦口臭，有时打嗝，大便日 1 次，成形，舌质暗舌根苔略厚，脉沉弦。

处以归芪建中汤合四逆散：桂枝 20g，白芍 40g，生甘草 20g，生姜 20g，大枣 30g，麦芽 60g，黄芪 15g，当归 15g，柴胡 15g，枳壳 15g。7 剂，水煎服。

后患者微信告知已愈。

按：患者体瘦，面色黄暗，不耐劳作，易腹痛，属小建中汤证，一诊加归、芪以增强补益气血之能。二诊触之患者脐跳明显，故加龙、牡以镇之。黄煌老师对于脐跳明显者，常常会加生龙牡。三诊脾胃功能好转，脉见弦象，且易打嗝，故合四逆散以调肝而畅达气机。

31. 吴茱萸汤治疗泄泻案

谢某，男，38 岁，矿工，2018 年 7 月 12 日初诊。

长期工作于地下潮湿环境，加以脾胃素虚，饮食不规律而出现腹泻，经治多年，效果欠佳，稍遇冷则易发作。

刻诊：体瘦，面色微黑而少泽，精神疲惫，时有呕吐清水，脐腹作痛，大便日 4～7 次，稀而不臭，腹冷喜按，手足不温，舌质淡苔白腻，脉沉细。

处以吴茱萸汤：吴茱萸 15g，红参 10g，生姜 15g，大枣 30g。3 剂，水煎服，日 1 剂。

上方服3剂后，大便转为日2～3次，仍稀，口吐清水减少，小便不利，上方吴茱萸改为10g，并加茯苓30g以加强健脾利湿作用，后服20余剂病愈。

按：《伤寒论》309条云："少阴病，吐利，手足逆冷，烦躁欲死者，吴茱萸汤主之。"吴茱萸汤治疗下利仅在少阴病中提出"吐利"二字，故多认为呕吐是主证，下利是或然证，但细审此方剂的组成，每药功能原有数端，仲景著书何能悉举。少阴寒盛，阳虚而寒水上泛则侮伤脾土，肝寒则失其调达之性，横逆而克脾土，胃虚亦与脾不健运有着直接的关系：由于脾不升清，胃失降浊，吐利乃作，久则脾陷亦甚，转为久利。方中吴茱萸有温肝胃、燥脾湿、温肾阳之功，人参益气健脾，姜枣和胃安中，故既能治上，亦能治下。临床中此方治利多兼吐清水，若不吐清水亦有吞酸喜嗳的见证，吴茱萸量可用15g，大剂以温阳散寒，获效后可减量，用6～10g为宜。应用吴茱萸汤治疗本证，寒湿重者可用干姜代生姜，并加附子、茯苓，夹有热象者可加黄连、黄柏。

吴茱萸汤是临床非常好用的方剂，一般来说，出现吐水、眩晕者，可合小半夏加茯苓汤；头痛头晕、胃部胀满，有振水声者，可合苓桂术甘汤。合方应用常能提高疗效。

黄煌老师认为，适合吃吴茱萸汤的患者大多体力比较低下，四肢常冷，易生冻疮，易肩凝，易恶心呕吐，易头痛，心窝部常有膨满痞塞感，多伴有振水声等。黄老师的体质学说为我们应用本方提供了参考。现代药理研究认为，本方具有调节神经系统功能、止痛、止呕、改善胃肠功能等作用。

32. 甘草泻心汤加味治疗泄泻案

万某，女，62岁，2019年8月9日初诊。

腹泻月余。于1个月前因饮食不慎出现腹泻，呕吐伴头晕，后在市某医院住院11天，稍有好转。

刻诊：大便每天3～4次，质稀，臭味大，腹中肠鸣，肛门热，脐温38.1℃，口温37.9℃，额温36.2℃，心下压痛，平时易发口腔溃疡，口干口苦，睡眠差，易头痛已多年，舌质暗红苔稍腻，脉沉。

处以甘草泻心汤加味：姜半夏10g，黄芩10g，干姜10g，党参10g，甘草12g，黄连3g，大枣10g，葛根30g。5剂，水煎服，日1剂。

2019年8月15日二诊：大便日1次，已无肠鸣，饮食好转，面部微红，精神好转，已能安睡，胃堵感好转，心下及左少腹压痛，口干，脐温37.8℃，口腔37.4℃，易咬舌头，舌质暗红苔腻，脉沉。上方5剂。

1周后随访，患者已愈。

按：患者腹泻月余，虽经住院治疗，但并未痊愈。《金匮要略·呕吐哕下利》篇曰："呕而肠鸣，心下痞者，半夏泻心汤主之。"笔者据其呕、痞、利而诊为半夏泻心汤证，因其易发口腔溃疡而选取了甘草泻心汤。黄煌老师临床擅长测不同部位的温度来辅助确认证的寒热属性，患者脐温明显高于口温及额温，说明腹内有热，结合患者肛门灼热感、大便味大，故加用了葛根，即合用了葛根芩连汤。药证相合，故取效较速。

33. 甘草泻心汤加葛根治疗腹泻案

高某，女，8岁，2019年1月2日初诊。

腹泻、呕吐3天。患儿3天前的中午因喝凉酸奶后出现腹泻呕吐。因患儿为过敏体质，对多种抗生素过敏，经输液后呕吐减，腹泻依然，日十余行，大便中有未消化之菜叶。

刻诊：患儿面黄体瘦，精神较差，胃脘胀闷不适，时欲呕，不欲食，大便完谷不化，按其腹部时有肠鸣，舌质微红，苔腻微黄，脉沉。

处以甘草泻心汤加葛根：炙甘草12g，黄芩10g，干姜10g，半夏10g，黄连3g，大枣10g，党参10g，葛根30g。3剂，免煎颗粒，每日两次，开水冲服。

服药后，当晚腹泻即止，尽剂病愈。

按：《伤寒论》158条云："伤寒中风，医反下之，其人下利日数十行，谷不化，腹中雷鸣，心下痞硬而满，干呕，心烦不得安。医见心下痞，谓病不尽，复下之，其痞益甚，此非结热，但以胃中虚，客气上逆，故使鞕也，甘草泻心汤主之。"此患儿虽未经误下，但所现之证与大论所言无异，故处以甘草泻心汤。葛根长于升阳止泻，加入葛根则为甘草泻心汤合葛根芩连汤，方证相应，故获捷效。

34. 葛根芩连汤合五苓散治疗腹泻案

马某，男，32岁，2016年6月11日初诊。

腹泻1周。1周前受凉后出现腹泻，日3～10次不等，曾服补中益气颗粒及炎立消等，腹泻未减，并感觉腰胀不适，后经朋友介绍来诊。

刻诊：今日已腹泻6次，均为水样便，肛门热，口渴，汗多，唇红，舌质红苔腻，脉沉。

处以葛根芩连汤合五苓散：葛根30g，黄芩10g，黄连3g，甘草10g，桂枝10g，茯苓15g，泽泻15g，猪苓6g，白术15g。5剂，免煎颗粒，每次1袋，每天2次口服。

患者当晚给我打电话说："我身体这么虚，吃补中益气等药都不行，吃黄芩黄连这些苦寒药能受得了吗？"我告诉他，没有问题，可以放心吃。次日患者告知，吃药2袋，腹泻已止。

2016年6月28日二诊：患者诉2个月前曾做痔疮手术，最近3天痔疮又发，便后出血，舌质暗红，苔薄，脉沉。

处以乙字方：当归6g，柴胡5g，黄芩3g，甘草3g，升麻1g，大黄1g。5剂，免煎颗粒，每次1袋，每天2次口服。

后患者电话告知已愈。

按：患者唇红舌红及肛门灼热均为体内有热之征，故处以葛根芩连汤，患者水泻伴有口渴、汗多为五苓散证，故以两方合用，药证相合，故而见效迅速。乙字方是治疗痔疮的经典方，但对如此小剂量能否取效，尚有疑惑，故借机一试，未料也取得了较好的效果，可见方药对证可能是取得疗效的关键，未必一定要用大剂量。

35. 芍药甘草汤治疗便秘案

李某，女，6岁，2020年6月5日初诊。

家长代诉：患儿便秘已有半年，大便每3～4天一解，干结如栗，每次虚坐努责，必用开塞露或服用通便灵等泻药才能解，痛苦不堪。

刻诊：偏瘦，面色微黄，食欲稍差，腹诊可见腹直肌紧张，无明显压痛，舌质微红苔薄，脉沉。

处以芍药甘草汤加味：白芍30g，甘草10g，生麦芽30g。7剂，免煎颗粒，每次1袋，每天2次口服。

2020年6月13日二诊：其母诉，患儿服药后未再用开塞露，现已能大便日1次，仍稍干。上方10剂，继服。后其母因腰痛来诊，问及患儿情况，说大便已恢复正常。

按：便秘一症，临床常见，可见于各个年龄阶段，患者十分痛苦，严重影响患者的生活质量。便秘的方证亦很多，如麻子仁丸证、济川煎证等。本案患儿属于痉挛性便秘，芍药甘草汤原治脚挛急，但也可以治疗肠道的痉挛便秘，这是黄煌老师常用的治法。芍药甘草汤所治疗的便秘以大便干结如栗、腹直肌紧张为用方要点。

36. 四逆散合栀子厚朴汤治疗便秘案

黄某，女，28岁，2019年11月8日初诊。

便秘3年余。平时大便如羊屎，要喝润肠茶或麻仁丸才能通便，近1个月来服用上药效果越来越差，经朋友介绍前来就诊。

刻诊：体瘦，面色青黄，唇暗，食欲差，心烦，入睡难，大便已6天未解，手足冷，腹诊：两胁下紧张，无压痛，腹部扣之如鼓，舌质暗红苔白，脉弦细。

处以四逆散合栀子厚朴汤：白芍40g，柴胡20g，枳壳20g，生甘草10g，栀子10g，厚朴20g。7剂，水煎服，日1剂。

2019年11月15日二诊：服上药2剂后大便至，服药期间大便每1～2日一行，食欲好转，腹胀减轻，心烦好转，睡眠改善。因患者熬药不便，改为免煎颗粒，14剂，每次1袋，每日2次口服。

2019年11月30日三诊：服上方基本上大便日1次，不干易解，睡眠可，仍稍有心烦，舌质暗红苔薄，脉弦。

仍处以四逆散合栀子厚朴汤：白芍30g，柴胡10g，枳壳10g，生甘草6g，栀子10g，厚朴10g。7剂，免煎颗粒，每晚服1袋以巩固疗效。

2019年12月20日患者微信告知，诸症均除，已无不适。

按：便秘乃临床常见之病，男女老少皆有之。便秘有气虚者，有气滞者，有血虚者，有实热者。四逆散所治之便秘，大多属于气秘，常用于四逆散体质的便秘。黄煌老师认为四逆散适用的人群为：体型中等偏瘦，脸部棱角分明，面色黄或青白，表情紧张或眉头紧皱，烦躁面容。青年多见，青年女子最为多见；上腹部及两胁下腹肌比较紧张，按之比较硬，不按不痛，一按即痛；四肢冷、紧张和疼痛时更明显，并可伴有手心汗多；或有腹痛、头痛、胸痛、乳房胀痛，或有肌肉痉挛的脚抽筋、呃逆、便秘、尿频、磨牙等；血压多偏低，脉多弦滑或弦细。本例患者面青黄，体瘦，手足冷，腹肌紧张，脉弦，属于典型的四逆散体质，故选用了四逆散。方中白芍被称为"小大黄"，较大剂量应用有很好的通便作用，尤其适用于大便如羊屎者。柴胡主"心腹胃肠中结气，推陈致新"，枳壳可理气除胀，促进肠道蠕动，芍药配甘草可以缓解肠道的痉挛。《伤寒论》第79条曰："伤寒下后，心烦腹满，卧起不安者，栀子厚朴汤主之。"本方具有良好的除烦消满之功，两方合用，恰中患者病情，故一诊而有效，共服药28剂而愈。

37. 真武汤治疗水肿案

刘某，女，58岁，2019年10月8日初诊。

双下肢水肿3年余。平素血压偏高，经常服用硝苯地平等降压药及利尿药。近1个月来，双小腿水肿加重，伴头昏头沉，面部稍有浮肿，继服西药未见明显改善，经朋友介绍前来就诊。

刻诊：偏胖，面色白微黄，精神萎靡，畏寒肢冷，小便不利，舌淡胖边有齿痕，苔白腻，脉沉。测血压165/95mmHg。

处以真武汤：制附子 10g（先煎 30 分钟），白术 20g，茯苓 30g，白芍 30g，生姜 20g。7 剂，水煎服，每日 1 剂。

2019 年 10 月 15 日二诊：腿肿明显减轻，面部浮肿已消，头仍有昏沉感，血压测得 150/90mmHg，继服上方 7 剂。

2019 年 10 月 23 日三诊：腿肿基本消失，头脑较前清晰，手足转温，小便已通畅，因苦于吃中药，嘱其继服肾气丸 3 个月，以兹巩固。

2019 年 12 月 20 日陪其女过来就诊，问及其病时，患者诉，水肿未再发，现仍每日服用 1 片硝苯地平（伲福达），目前血压平稳，身体无明显不适。

按：真武汤是古代水气病的用方，经典的温阳利水方。黄煌老师认为，真武汤证的体质要求为：精神萎靡，畏寒肢冷，脉沉细，舌胖大苔滑，或浮肿，或腹泻，或小便不利，或心悸震颤，或头晕欲倒等。本例患者的情况基本符合真武汤证，故采用了原方而未予加减。真武汤温阳利水，调气化的功能较强，故见效迅速，但要想巩固减少复发，还要复其形质，故采用肾气丸常服以巩固疗效。

38. 真武汤加味治疗疲劳综合征案

彭某，男，53 岁，2019 年 5 月 3 日初诊。

疲乏感 10 余年，双膝关节痛 1 年。西医曾诊为疲劳综合征。吃凉物易腹泻，平时怕冷，不喜吹空调，有时头面起疱，眼睑充血，喝酒后感觉大便黏。

刻诊：舌质微红，苔白腻，脉沉细弱。

处以真武汤：乌附 10g（先煎 30 分钟），白芍 30g，白术 30g，茯苓 30g，生姜 15g。5 剂，水煎服。

2019 年 5 月 7 日二诊：疲劳感好转，关节痛减，多加生姜感觉舒服，唇红，舌质微红苔白，脉沉。上方 5 剂，水煎服。

2019 年 5 月 19 日三诊：疲劳感进一步好转，关节痛减，仍怕冷，喜热食，舌质微红，苔白，脉沉细。

真武汤合麻黄附子甘草汤：乌附 10g（先煎 30 分钟），白芍 30g，白术 30g，茯苓 30g，生姜 15g，麻黄 8g，甘草 10g。5 剂，水煎服。

2019 年 5 月 29 日四诊：头上及口周稍起痘，以前也经常上火，疲劳好转，头重如裹，怕冷明显改善，关节酸痛减轻，舌质微红，苔白，脉沉。

处方：乌附 10g（先煎 30 分钟），白芍 30g，白术 30g，茯苓 30g，生姜 15g，麻黄 8g，甘草 10g，黄芩 10g。5 剂，水煎服。

2019 年 6 月 9 日五诊：疲劳感已除，不怕冷，头重如裹显著改善，腰稍觉酸，膝关节已基本不痛，口微干，唇微红，舌质红苔白。

处方：乌附 6g，白芍 30g，白术 30g，茯苓 30g，生姜 10g，麻黄 10g，甘草 10g，黄芩 10g，生地黄 30g。5 剂，以兹巩固。

按：患者疲劳乏力达十年之久，屡治而乏效。据其疲劳、怕冷、吃凉物则腹泻，诊为少阴病真武汤证，药后果效。因其有眼睑充血及口干等热象，故在复诊时加了黄芩、生地黄以标本兼治。黄煌老师治疗疲劳综合征用方较广，对体格粗壮，无汗者常采用葛根汤；对中年女性面色黄者常用柴归汤；对于精神萎靡，脉微细，但欲寐者常采用麻黄附子细辛汤；对于情志不畅喜叹息者常采用解郁汤或除烦汤。

39. 大柴朴汤治疗肥胖症案

霍某，男，51 岁，2019 年 6 月 12 日初诊。

肥胖多年，175cm，92kg，腹胀 2 个月。

刻诊：面色红，眼睑稍充血，白睛发黄发红，腹大，上腹部充实压痛，舌质红苔厚腻，脉沉。

处以大柴胡汤合半夏厚朴汤：柴胡 20g，黄芩 10g，半夏 10g，枳壳 40g，白芍 30g，生姜 10g，大枣 10g，制大黄 6g，厚朴 20g，茯苓 20g，紫苏梗 20g。7 剂，水煎服。

2019 年 6 月 22 日二诊：腹胀减 80%，腹部变软，面色暗红，口气重，腿冷好转，频繁矢气，小便热而不利，舌质暗红苔厚腻，脉沉。上方合桂枝茯苓丸加黄连 6g，杏仁 10g，7 剂，水煎服。

2019 年 8 月 6 日三诊：腹胀基本消除，按压腹部已经比较柔软，腹已平，体重下降了 10kg。处以小剂量大柴朴汤继服。

按： 大柴朴汤是大柴胡汤与半夏厚朴汤的合方，是黄煌老师常用的处方之一。减肥的方剂有很多，有没有效果关键看对不对证，对于麻黄体质者，麻黄汤、葛根汤都有较好的减肥作用。对于大柴胡体质的肥胖，一般可采用大柴胡汤，兼有咽部不利或腹胀较严重者可合用半夏厚朴汤，对夹有瘀血者，可用大柴胡汤合桂枝茯苓丸，一般都会有较好的疗效。

40. 半夏泻心汤治疗顽固性盗汗案

陈某，男，48 岁，2021 年 3 月 1 日网诊。

夜间盗汗已有 20 余年。白天无汗，每当晚上睡醒时发现衣被尽湿，甚为苦恼。察其所服中药大多为益气、敛汗、补肾、健脾之方，如玉屏风散、当归六黄汤、知柏地黄丸等。患者言，其所服浮小麦已有几麻袋，但别人吃了有效，自己吃了却毫无寸效。也曾进行过针灸及穴位贴敷等治疗，亦未见明显改善。从传过来的照片看，其人体型偏瘦，舌质微红，苔腻，患者述睡眠差，梦多，易怒，有时口苦，大便偏稀。

处以柴胡加龙骨牡蛎汤加减：柴胡 15g，黄芩 10g，半夏 10g，党参 10g，桂枝 10g，茯苓 15g，生龙骨 15g，生牡蛎 15g，生姜 10g，大枣 15g，桑叶 30g，生石膏 30g，浮小麦 30g。7 剂，免煎颗粒。

2021 年 3 月 11 日二诊：患者诉汗出依然，睡眠较前好转，梦减少一些。仍处以上方 7 剂。

2021 年 3 月 21 日三诊：患者诉依然汗出，似乎半月的中药对盗汗无效，本次不想再治疗盗汗，因为已盗汗多年，能否治好无所谓，现在想调一调胃。因两次失利，故详询病情，得知食欲一般，稍食即易胃胀，晚上不敢多吃，否则入睡难，易打嗝，大便稀，稍吃凉物则易腹泻，经常有肠鸣，查其舌质红苔厚腻。

处以半夏泻心汤：半夏 10g，黄芩 10g，干姜 10g，党参 10g，甘草 10g，黄连 3g，大枣 10g。7 剂，免煎颗粒。

2021 年 3 月 30 日患者微信告知，本次药物非常有效，服完第三天后盗汗止，现大便也较以前成形，肠鸣消失，未再打嗝，睡眠也较以前大有改善。上方 7 剂继服。

按： 自汗、盗汗各有阴阳之证，自汗未必阳虚，盗汗亦未必阴虚，体瘦肤白，汗出恶风者多为桂枝汤证；体胖肤黄，汗出恶风者，多为黄芪类方证；汗多恶热者，多为白虎汤证；体瘦肤暗，心烦易怒者，多为柴胡加龙骨牡蛎汤证。因未见到患者，据照片观察，患者应为柴胡加龙骨牡蛎汤体质，故采用了柴胡加龙骨牡蛎汤。读书时曾读过一老僧用一味桑叶治疗盗汗的故事，故加了 30g 桑叶，恐其有内热熏蒸，加了 30g 生石膏，为了加强止汗效果加了 30g 浮小麦，自以为吃 7 剂药应有所缓解，不料患者服后盗汗竟毫无改善。虑其病久，恐病重药轻，故原方再进 7 剂。药后患者盗汗依然未能撼动。笔者此时开始反思，如果柴胡加龙骨牡蛎汤对证，14 剂药患者盗汗应该有所改善，此必用药有误，未能中的。详询患者，胃胀满（心下痞），打嗝（呕），大便稀，易腹泻，肠鸣（肠鸣），这不正是《金匮要略》所说的"呕而肠鸣，心下痞者，半夏泻心汤主之"吗？辨清了方证，也就不再管他出汗的问题，直接开了 7 剂半夏泻心汤颗粒，未做加减，也未再加那些所谓的止汗药。从服半夏泻心汤的效果看，此次的药是对证了。从这个患者的诊治过程，我深深地体会到，看病不能先入为主，不能机械地套用某方，还是要详加辨证，只有方证辨得准，下药才有效。不管是患者的盗汗还是睡眠差，都只不过是胃不和的副产品，胃气和了，这些症状都会自然消失。

41. 桂枝加龙骨牡蛎汤治疗盗汗案

徐某，男，3 岁，2019 年 7 月 12 日诊。

其母代诉：患儿夜间盗汗 5 月余，时轻时重，近 1 个月来逐渐加重，寐时汗出如洗。曾做多种检查，未见异常。观其所服中药处方，大多为当归六黄汤、牡蛎散、白虎汤、生脉散等，但效果不佳。

刻诊：患儿面色黄白体瘦，神疲乏力，无寒热，小便清长，晚上易哭，舌质淡红，苔薄白，脉浮大而少力。

证属营卫不和，阳不摄阴。治宜调和营卫，潜阳敛汗。

方用桂枝加龙骨牡蛎汤加味：桂枝 9g，白芍 9g，甘草 6g，生姜 5g，大枣 9g，生龙骨 9g，生牡蛎 9g，浮小麦 15g，桑叶 9g。5 剂，免煎颗粒，每次 1 袋，每天 2 次，饭后服。

2019 年 7 月 18 日二诊：患儿服药后盗汗明显减轻，晚上未再哭闹，上方继服 7 剂汗止，以后一直未发。

按：桂枝加龙骨牡蛎汤出自《金匮要略·血痹虚劳病脉证并治》篇，原文曰："夫失精家，少腹弦急，阴头寒，目眩，发落，脉极虚芤迟，为清谷，亡血，失精。脉得诸芤动微紧，男子失精，女子梦交，桂枝加龙骨牡蛎汤主之。"

黄煌老师认为，适用本方的人群为：①白瘦：体型偏瘦，皮肤白皙湿润，毛发细软发黄，腹直肌紧张。②脉浮大：脉浮大或空，轻按即得，重按则无。③惊狂动悸：即容易惊恐、不安定、多梦；容易失眠、烦躁、不安、精神错乱；容易心悸，甚至脐腹部有动悸感。④性功能障碍：如男子早泄、遗精、性梦、精子活力下降或数量不足，女子梦交、带下多等。⑤易烦劳：易头晕出汗，容易疲劳，不耐体力劳动。⑥诱因：体质的形成与先天不足有关，同时与后天的过劳、营养不良、缺钙缺锌、光照不足、运动少、过汗、睡眠不足、腹泻、大量出血、性生活过度、过度惊恐等有关。

患儿面色黄白体瘦，弱不禁风，属于典型的桂枝体质。桂枝汤内可补脾胃，外可以调和营卫以止汗，龙骨、牡蛎可潜阳敛阴，皆有止汗之功。方中加入浮小麦，实寓有甘麦大枣汤之义，甘麦大枣汤不只能够止汗，还能够缓解急迫，治疗小儿晚上哭闹。桑叶亦为止汗之良药，诸药合用，标本兼治，药证合拍，故取效甚捷。

42. 桂枝甘草龙骨牡蛎汤治疗盗汗案

龚某，女，38 岁，2019 年 3 月 9 日初诊。

晚上盗汗 3 年余。患者诉近 3 年来每天晚上睡觉就出汗，清晨睡醒后发现衣被尽湿，一年四季均如此，甚为苦恼，曾服当归六黄汤、玉屏风散等数十剂未见明显改善。经人介绍前来就诊。

刻诊：患者体瘦，面色黄白，精神疲倦，时有心悸，晚上噩梦较多，平时易受惊吓，夜卧多汗，白天汗出较少，口中和，饮食二便可，腹诊发现脐跳明显，舌质淡嫩，边有齿痕，苔白腻，脉沉细。

处以桂枝甘草龙骨牡蛎汤：桂枝30g，甘草10g，生龙骨30g，生牡蛎30g，浮小麦60g。5剂，免煎颗粒，每次1袋，每天2次，饭后口服。

2019年3月15日二诊：患者诉晚上出汗较前减少，心悸减轻，睡眠较前改善，噩梦减少。上方继服10剂。

2019年3月25日三诊：患者晚上盗汗已很少，夜寐安，心悸已无，上方10剂，每晚服1袋。后随访患者已恢复正常。

按：盗汗一证临床常见，一般认为自汗属阳虚，盗汗属阴虚，其实未必尽然，明代医家张景岳曰："自汗盗汗亦各有阴阳之证，不得谓自汗必属阳虚，盗汗必属阴虚也"实属确论。本例患者虽为盗汗，但其面色黄白，精神疲倦，心悸易惊，舌淡苔白，脉沉细，均为心阳不振之象，故处以桂枝甘草汤复其心阳，龙骨牡蛎乃安神定志敛汗之品，黄煌老师认为，脐跳亦为选用龙牡之指征，故处以桂枝甘草龙骨牡蛎汤。所加之浮小麦，可益心气，养心阴，敛汗液，具有标本兼治之功。

43. 白虎加人参汤合苓桂术甘汤治疗汗证案

赵某，男，60岁，2015年11月24日诊。

主诉：汗出过多20余年，每于吃饭或活动后则汗出淋漓，深以为苦，曾治疗多年，服用玉屏风散、当归六黄汤、生脉饮及各种收敛剂均未见到明显效果。

刻诊：面部暗红少泽，小腿有小毛细血管暴露，伴有痒感，小腿皮肤干燥，小便不利而热，怕冷，舌质淡胖稍有齿痕，脉沉。

为瘀血夹水饮所致，处以桂枝茯苓丸合五苓散，3剂，水煎服。

2015年11月27日二诊：药后未效。考虑患者动则汗出，且怕冷当属阳气虚，处以桂枝加附子汤3剂，水煎服。

2015年11月30日三诊：药后仍无反应，汗出依然。细询患者，虽汗出但非冷汗，虽怕冷但非全身，仅为背部，小便热烫，舌虽淡但脉沉滑有力。

处以白虎加人参汤合苓桂术甘汤加减：生石膏60g，知母20g，炙甘草10g，山药10g，红参10g，桂枝10g，茯苓10g，白术10g。3剂，免煎颗粒。

2015年12月4日四诊：患者诉此方最为对证，药后汗出明显减少，后背凉亦显减。又服上方6剂，汗止。

按：临床所遇汗证颇多，有益气养阴治愈者，有收敛治愈者，也有用活血化瘀治愈者，但仍有一部分汗出者，诸法尽施，毫无效验，医者技穷，颇为苦恼。细分析其原因，乃药不对证所致，正如黄煌老师所说的"药对病，一口汤，不对病，用船装"。此例患者患汗证二十余年，辗转各地，所经医生无数，所服药物五花八门，均无效验。初诊二诊医者以为必效，但由于诊察不详，未中肯綮，故未见寸效。三诊细询患者，虽汗出但非冷汗，虽怕冷而非全身，仅为背部，小便热烫，且患者舌虽淡而脉沉滑有力。故考虑汗出为内热所致，符合白虎加人参汤方证，患者舌质淡胖有齿痕，背冷又为苓桂术甘汤证，故以两方合用，药房无粳米，按张锡纯法以山药代之，药证相对，其效速至。

44. 酸枣仁汤与麻黄附子细辛汤治疗不寐案

马某，女，49岁，2020年6月22日初诊。

主诉：颈背及肩痛1年，右腕及右拇指掌指关节痛1个月余。

刻诊：体格中等偏瘦，皮肤白皙，平时易汗出，怕冷，舌质淡红苔白，脉沉。长期失眠，入睡难，有时彻夜难眠，一直服用安定。

处以桂枝加葛根汤加味：葛根30g，桂枝30g，白芍30g，甘草10g，生姜10g，大枣10g，威灵仙15g，伸筋草30g，酸枣仁30g，延胡索30g。5剂，水煎服，日1剂。

2020年9月23日二诊：药后颈肩背痛基本消除，但入睡仍难，服安定2片仍不能入睡，没有睡意，睡不着则易烦躁，食欲可，疲劳乏力，白天困倦，手足易冷，舌质淡红苔白，脉沉。

方1酸枣仁汤：酸枣仁60g，茯苓45g，甘草6g，川芎10g，知母

20g，6剂，水煎服，晚上服。

方2麻黄附子细辛汤：麻黄6g，附子6g，细辛5g，6剂，免煎颗粒，早上服。

2020年9月29日三诊：服第一剂药的晚上，一会儿睡一会儿醒，似打仗一样，次日晚上，睡眠好转，白天精神稍有好转，现晚上能入睡，但有时易醒，多梦，舌质淡红苔白，脉沉。

方1酸枣仁汤：酸枣仁60g，茯苓45g，甘草6g，川芎10g，知母20g。6剂，免煎颗粒，晚上服1袋。

方2：麻黄9g，附子9g，细辛5g。6剂，免煎颗粒，早上服1袋。

2020年10月22日四诊：睡眠明显改善，每晚可睡到6小时，西药最近未服，白天精神状态佳，舌质淡红苔白，脉沉。

处以酸枣仁汤：酸枣仁60g，茯苓20g，甘草10g，川芎20g，知母20g。6剂，水煎服。

2020年12月21日患者陪其爱人过来看病，问及睡眠一事，言已恢复正常。

按：患者肤白体型偏瘦，汗出畏寒，当属黄煌老师所讲的桂枝体质。患者初诊主要想解决的问题是颈背肩痛，故采用了桂枝加葛根汤加味，所加之威灵仙、伸筋草是为了加强祛风通络止痛之功，酸枣仁配延胡索是治疗失眠的常用对药。药后诸痛基本缓解，但不寐依然。患者为一老师，思虑过度，常批改作业到很晚，入睡难而烦躁，舌不红，非黄连阿胶汤证可知，此当属《金匮要略》所言之"虚劳虚烦不得眠"，故处以酸枣仁汤。患者白天精神萎靡不振，手足易冷，当属于少阴病，故同时开了麻黄附子细辛汤。没有充分的兴奋便没有充分的抑制，故让患者早上服麻黄附子细辛汤助阳，令其兴奋，晚服酸枣仁汤安神令其抑制，此亦为黄老师常用之法。跟师时常见黄老师令患者早上服麻黄附子细辛汤，晚上令患者服柴胡加龙骨牡蛎汤或温胆汤等。黄老师认为，此等处方分开服比合方同鼎而烹效果要好。

45. 温经汤治疗不寐案

陈某，女，38岁，2018年7月11日初诊。

主诉：半年前流产后出现睡眠障碍。

刻诊：入睡困难，多梦易醒，醒后常难以再入睡，每晚睡眠时间约为两到三个小时。患者肤黄体瘦，面色少华，皮肤干燥，口唇干燥脱皮，头晕乏力，畏寒怕冷，手足时有烦热，冬天手足裂口，稍有烦躁，食欲可，大便偏稀，日1～2次，月经量少，色暗，时有血块，小腹时有冷痛，喜温喜按，舌质淡暗、苔薄白，脉沉细。

诊为不寐，证属气血亏虚，治宜益气养血活血。

处以温经汤加减：吴茱萸5g，当归10g，川芎10g，白芍10g，党参10g，桂枝10g，阿胶6g，生姜10g，牡丹皮10g，甘草10g，半夏10g，麦冬15g。7剂，免煎颗粒，每次1袋，每天2次，开水冲服。

2018年7月16日二诊：为加强疗效，患者每天吃了3袋，药后入睡较前容易，梦减少，手足发凉减轻，乏力好转，未再头晕，烦躁减轻。上方继服14剂。

2018年8月2日三诊：睡眠明显改善，每晚睡眠6小时左右，精神状态可，无明显疲劳感，经量较前已明显增多，手足转温。为巩固疗效，守上方继服10剂，5/2服法。

3个月后随访，患者诉睡眠已恢复正常，无其他明显不适。

按：本案患者肤黄体瘦，形气俱不足，"唇口干燥，手掌烦热"是使用温经汤的独证，虽然患者以失眠为主诉，但笔者治疗的着眼点在于患者的体质状态，而非失眠症状，随着患者体质状况的好转，患者的睡眠得到了明显改善，这也就是治病求本的结果吧。

46. 栀子厚朴汤加味治疗小儿不寐案

吴某，女，1岁7个月，2019年5月3日初诊。

患儿虽然才仅1岁多，但难以入睡，睡卧不安，伴哭闹已近半年。

刻诊：患儿肤白面色微红，眼屎多，饮食尚可，扣之腹部胀满，舌微红苔稍腻。

辨证：内热所致。

处以栀子厚朴汤加味：栀子 5g，厚朴 6g，枳壳 6g，连翘 8g，甘草 3g。3 剂，免煎颗粒。

2019 年 5 月 18 日二诊：家长诉昨晚洗澡受凉后发热 38.5℃，今日已腹泻 5 次，大便味不大，肛门无红肿，舌质微红苔白，询之睡眠可否，其母答曰："药后即安卧，未再哭闹，眼屎已无。"

处以五苓散：桂枝 5g，茯苓 6g，泽泻 6g，生白术 6g，猪苓 6g，3 剂。药后腹泻愈。

按：小儿不寐及夜啼临床多见，《黄帝内经》云"胃不和则卧不安"，小儿的不寐与胃大多有关。《伤寒论》79 条云："伤寒下后，心烦腹满，卧起不安者，栀子厚朴汤主之。"此患儿眼屎多，舌微红显为内热，扣之腹胀满，故处以栀子厚朴汤清其内热，消其胀满。所加之连翘可清热消食，甘草可健脾护胃，缓急安神。对于舌不红，腹无胀满之小儿不寐，余常用甘麦大枣汤亦有良效。小儿之腹泻，肛门红，大便臭者可用葛根芩连汤；肛门不红，大便不臭者，应用五苓散常可数剂而愈。

47. 半夏泻心汤合小陷胸汤治疗不寐案

杨某，男，46 岁，2018 年 10 月 20 日初诊。

失眠 10 余年，曾服酸枣仁汤、归脾汤、安神胶囊等屡治而效差，并逐年加重，有时甚至彻夜难眠，痛苦不堪，现每日必服氯硝西泮或阿普唑仑等才能勉强略睡 1～2 小时。

刻诊：微胖，圆脸，大眼睛，双眼皮，身高 168cm，体重 70kg，面色黄而微红，唇红，大便日 1 次，时溏，质黏不利而臭秽，性情急躁而语速较快，时有黄痰，自觉胃脘满闷，按之心下稍有压痛，舌质红苔微黄腻，脉滑。

处以半夏泻心汤合小陷胸汤：半夏 10g，黄芩 10g，干姜 6g，党参 10g，甘草 10g，黄连 3g，大枣 10g，瓜蒌 30g。7 剂，水煎服，日 1 剂。

2018 年 10 月 28 日二诊：药后患者已能入睡，但仍睡眠不深，每晚能睡约 4 小时，痰减少，大便仍溏，但较前顺畅，臭秽减轻。上方继服 14 剂，睡眠改善，已能睡 6 小时，患者满意，胃脘胀闷已除，大便日 1 次，已不黏秽。

按：不寐是临床常见病、多发病。随着人们生活水平的提高和欲望的膨胀，不寐的患者越来越多。我们体会，虽同为不寐，但其病因病机非一，其方证也有很多，如黄连阿胶汤证、酸枣仁汤证、温胆汤证、柴胡加龙骨牡蛎汤证等，安神只能治标，有时连标也治不了，故还需要治病求本。本例患者给我的第一印象是，这是个半夏人，心下满闷，兼有大便溏黏，这很可能是个半夏泻心汤证；患者痰黄、心下压痛，大便黏臭不利，这是个小陷胸汤证。故采用了半夏泻心汤合小陷胸汤。《黄帝内经》曰"胃不和则卧不安"，黄煌老师说："若欲安眠，先要和胃。"此诚有得之言。笔者跟师时也常见黄老师应用半夏泻心汤原方治疗不寐，也有时采用本方与温胆汤两方隔日交替服用，效果甚佳。

48. 八味除烦汤合百合地黄汤治疗不寐案

杨某，女，65 岁。2019 年 1 月 15 日初诊。

夜难入寐 3 年，平时靠口服阿普唑仑等西药维持，但白天头昏头痛。

刻诊：肤白略瘦，大眼睛，双眼皮，表情丰富，述说病情滔滔不绝，症状繁多，不定愁诉，平时易头痛，烦躁易怒，舌质微红苔腻，脉弦滑。

处以八味除烦汤：姜半夏 15g，厚朴 15g，茯苓 15g，苏梗 15g，枳壳 15g，黄芩 10g，栀子 10g，连翘 15g。7 剂，水煎服，日 1 剂。

2019 年 1 月 23 日二诊：5 剂药后睡眠好转，头痛减轻，仍有烦躁易怒，有时感觉有不知所措的感觉，舌质红，苔腻，脉弦滑。

处以除烦汤合百合地黄汤：姜半夏 15g，茯苓 15g，厚朴 15g，苏梗 15g，枳壳 15g，黄芩 10g，栀子 10g，连翘 15g，百合 30g，生地黄 30g。15 剂，5/2 服法。

2019 年 2 月 15 日三诊：患者睡眠大有改善，每晚能睡 6 小时，西药早已停服，烦躁易怒亦明显好转，头未痛，上方 10 剂，5/2 服法，以兹巩固。

按：患者倾诉病情时喋喋不休，不定愁诉，为典型的半夏人，同时伴有心烦易怒，焦虑烦躁，属于"火半夏体质"，故采用了黄煌老师的经验方除烦汤，该方具有良好的解郁除烦，安神定志的作用。因患者有时有不知所措的感觉，类似《金匮要略》之百合病，故合用了百合地黄汤。百合地黄汤亦是黄煌老师治疗失眠、焦虑等神志病的常用方。经过一段时间的调治，患者睡眠得到了明显改善，患者较为满意。

49. 柴胡加龙骨牡蛎汤治疗不寐案

霍某，女，54 岁，2019 年 6 月 12 日初诊。

主诉：入睡困难 3 年，易惊醒，噩梦多。

刻诊：体型瘦长，面色黄暗有色斑，面无表情，头晕，易烦躁，时有胸闷，口苦，夏天手足心热。腹诊：腹肌紧张，脐跳明显。大便稍干，舌质淡苔白腻，脉沉弦。

处以柴胡加龙骨牡蛎汤：柴胡 15g，黄芩 10g，姜半夏 10g，党参 10g，生姜 10g，大枣 10g，桂枝 10g，茯苓 15g，酒大黄 3g，龙骨 30g，牡蛎 30g，磁石 30g。7 剂，水煎服，日 1 剂。

2019 年 6 月 19 日二诊：睡眠明显改善，近日未烦躁，长出气舒服，头晕稍减，双下肢感觉紧感，抬高舒服些，舌质淡红苔白，脉沉弦。双下肢有小毛细血管扩张，双小腿怕冷，大便日 1 次不干。上方去磁石加牡丹皮 15g，赤芍 15g，桃仁 15g，7 剂。

2019 年 8 月 20 日陪家人过来看病，问及其睡眠状况，答曰："已能安睡。"

按：《伤寒论》107 条云："伤寒八九日，下之，胸满烦惊，小便不利，谵语，一身尽重，不可转侧者，柴胡加龙骨牡蛎汤主之。"患者胸闷，噩梦易醒，烦躁易惊，当属本方证，从体质上看，患者体瘦长，面无表情，头晕，口苦，腹部拘急亦属少阳体质，故处以柴胡加龙骨牡蛎汤。二诊时发现患者双下肢有小毛细血管扩张，双小腿怕冷，此属桂枝茯苓丸的腿征，故合用了桂枝茯苓丸改善下肢血液循环，药后果获良效。

50. 甘草泻心汤治疗不寐案

杨某，女，48岁，湖北十堰人，2019年3月1日初诊。

失眠已5年有余，屡治不愈，观其所服处方，多为酸枣仁、柏子仁、合欢皮、夜交藤、龙骨、牡蛎之属，或养心安神，或重镇安神，服之效果不佳。患者已对睡觉产生了恐惧感，每晚需要服氯硝西泮或阿普唑仑等方可入睡片刻，次日精神较差。

刻诊：患者体型偏瘦，面色晦暗，入睡困难，不服安定等药常彻夜难眠，多梦，急躁，情绪焦虑，头昏沉，时发口腔溃疡，脘腹胀满，食后尤甚，经常恶心，纳差，时有肠鸣，吃凉物则易腹泻，大便日2～3次，黏滞不爽，舌质暗红，苔黄白厚腻，脉沉。

证属寒热错杂，胃不和则卧不安。治宜寒热并施，和胃安神。

处以甘草泻心汤：姜半夏10g，黄芩10g，黄连3g，党参10g，干姜10g，生甘草12g，红枣10g。7剂，免煎颗粒，日1剂，分两次饭后服。并予阿普唑仑片0.4mg睡前服。

2019年3月9日复诊：患者诉服上药有效，每晚已能睡4小时，腹胀消失，食欲好转，大便日2次，较前通畅，仍不成形，心情亦较前明显改善。上方14剂继服。并嘱患者阿普唑仑片减至半片，睡眠感觉满意后停服。

患者未再就诊，3个月后随访，患者服完上药后又自购原方14剂口服，阿普唑仑片已停1个月余，失眠未再复发。

按：不寐一病，方证甚多，并非安神一法所能全部解决。《金匮要略》曰："呕而肠鸣，心下痞者，半夏泻心汤主之。"本例患者脘腹胀满，恶心、腹泻，舌苔厚腻，均为半夏泻心汤之主症，因兼有口腔溃疡，故加甘草之量而成甘草泻心汤。《素问·逆调论》中曾讲"胃不和则卧不安"，诚然，胃脘不适常可影响患者的睡眠，甘草泻心汤辛开苦降，可清上，畅中，温下，胃气和，则熟寐自至。

51. 猪苓汤治疗不寐及阴部疱疹案

梅某，女，74岁，2019年7月5日初诊。

主诉：入睡困难5年，睡眠质量差，常吃安眠药。

刻诊：肤白，眼大，时有心慌心痛，饮食可，血糖偏高，口干口苦，易发尿道炎，阴部疱疹每月均发，痒而流水，平素易汗出，易烦躁，腹部充实，舌有裂纹，脉沉。

处以猪苓汤：猪苓10g，茯苓15g，泽泻15g，阿胶6g，滑石15g。7剂，免煎颗粒，每次1袋，每天2次，开水冲服。

2019年7月19日二诊：患者睡眠改善，口渴汗多，尿道炎减轻，阴部疱疹有少量水，稍痒，腹软已无压痛，舌微红苔稍腻，脉沉。

处以猪苓汤加味：猪苓10g，茯苓15g，泽泻15g，阿胶6g，滑石15g，黄柏10g，生薏苡仁30g。14剂。

2019年8月2日三诊：睡眠可，阴部未起疱疹，痒减，易出汗，口渴欲饮温水，舌微红苔微黄，脉沉。

处以猪苓汤加味：猪苓10g，茯苓15g，泽泻15g，阿胶6g，滑石15g，栀子10g，黄柏10g，甘草6g。14剂。

2019年8月14日四诊：阴部未起疱疹，痒止，小便顺畅不痛，大便稍稀，日3~4次，无不适，舌微红苔后边略黄，改栀子8g，黄柏8g。14剂，以兹巩固。

按：患者因失眠而来就诊，详询之，除了失眠以外，尚有小便涩痛不利及阴部疱疹，证属下焦湿热，故处以猪苓汤清热利湿，滋阴润燥，《伤寒论》中以猪苓汤治疗心烦不得眠及渴欲饮水，小便不利者，初诊而获效，二诊时加入黄柏以燥湿清热，生薏苡仁以利湿抗病毒，三诊处以猪苓汤合栀子柏皮汤加强清热力量，5年顽疾终得控制。

52. 麻黄附子细辛汤治疗嗜睡症

某大学的一位老师是我的一位患者，因为职业原因，她每天上课要讲很多话，天长日久就患上了慢性咽炎，用了许多药物，但效果不佳，润喉片之类的药物吃多了，咽喉虽有一时之快，但胃又受不了。我为她开的是小柴朴汤，服后症状迅速得到了缓解。一次诊完病后，她向我诉苦，说有一件事很令她头痛，不知我可否有良策。原来她所带的班里有一名男同学总是迟到，经常上第二节课时学生才到教室，有一次学校领导正在后面听课，这个同学大摇大摆地走进了教室，老师讲课戛然而止，领导很气愤，事后对学生和班主任都进行了严厉批评。说及此，这位老师眼中含泪，很是委屈。我说："抽时间把他带过来看看吧，可能是有问题。"

2019年5月18日上午，大概11点半左右，在老师的带领下，这个大男孩来到了我的诊室。患者体型中等，面色黄暗微黑，无光泽，无神采，表情淡漠，完全没有年轻人的朝气。当我问及他为何迟到时，他说："我也不想迟到，可是真的睡不醒，别的同学走时都会叫我，我想起就是起不来，所以老是迟到，我也很无奈，也感觉对不起老师。"他说话声音较低，有气无力。诊脉时摸了一下他的手是凉的，脉是沉细无力的。我问他这种情况是从何时开始的，有没有明显的受凉史。他想了足有1分钟，然后说："可能是去年冬天洗澡后出现的，有一次，刚开始洗澡时水是热的，后来热水停了，都是凉水，又坚持洗了一下，当天晚上感觉很冷，感觉暖不过来，后来精神状态就差了，不知道跟这有没有关系。"我说："你现在还怕冷吗？"他说："怕冷，明显比别的同学穿的衣服要厚一些。"我看了一下他的舌象，舌是淡红的，苔是白腻的。我对老师说："他的病因找到了，可以吃点中药调理一下，应该问题不大。"遂处以麻黄附子细辛汤：麻黄10g，黑附子10g，细辛10g。5剂，免煎颗粒，每次1袋，每天2次饭后服。

1周后，老师复诊时兴奋地告诉我，那个男同学服药3天后就没有再迟到过，如今已经精神焕发，让他过来再看看，他说已经没事了，不想再吃药了。

按：《伤寒论》281条"少阴之为病，脉微细，但欲寐也"说的就是患者的这种状态。详询原因，大多有受凉史。黄煌老师临床非常擅长应用本方，常用于治疗失眠、感冒、痛经、痹证等。黄老师说："麻黄附子细辛汤是少阴病的代表方之一。麻黄、附子、细辛三药，均为辛温药，具有发汗、止痛、散寒、温经、通窍等功效，倘若对证，此方取效神速，若不对证，也有小毒。那么，如何才能对证？我的经验，必须看人。其人必定疲惫无神，而且大多恶寒无汗。而无神两字最为重要。麻黄附子细辛汤药仅三味，针对阳虚感寒的疾病状态，以精神萎靡，恶寒无汗，身体疼痛，脉沉为特征。这种状态，在许多壮实的男士中间，反而多见。其人多面色黄暗，精神萎靡困倦，舌淡苔水滑，脉沉迟者，虽然感冒发热，只要见上述诸症，照常可以使用本方，不必为麻黄附子细辛的辛热发散而恐惧。"这个病例也验证了黄老师的观点。黄老师在应用本方时有时亦加入少量桂枝、干姜、甘草，一来解毒增效，二来调味健胃。笔者把麻黄附子细辛汤用于感寒以后引起的关节痹痛、暴聋、痛经等亦取得了较好的疗效。

53. 麻黄附子细辛汤合苓桂术甘汤治疗嗜睡

贺某，女，15岁，2019年11月2日初诊。

白天困倦，乏力已有1年余，上课时有时睡着，常被老师批评，学习成绩日益下降，到医院检查无阳性发现，曾口服生脉饮、补中益气丸等亦未见明显改善。

刻诊：体瘦面黑而无光泽，自诉怕冷感明显，乏力，记忆力差，后背有一片冷如手大，舌质淡红，苔白滑，脉沉细弱。

证属少阴夹痰饮证。

处以麻黄附子细辛汤合苓桂术甘汤：麻黄10g，炮附子10g，细辛6g，桂枝10g，茯苓10g，苍术15g，甘草10g。免煎颗粒，5剂。

2019年11月8日二诊：患者精神状态明显改善，白天上课已基本不再困倦，背冷稍减，继用上方10剂，5/2服法。

按：患者正值青春年少，意气风发之时，却萎靡嗜睡，畏寒怕冷。据《伤寒论》281条"少阴之为病，脉微细，但欲寐也"诊为少阴病，患者后背冷如手大为痰饮的表现，故处以麻黄附子细辛汤合苓桂术甘汤，方证对应，故获速效。后随访，患者已恢复正常，故未再复诊，其学习成绩也已名列前茅。近几年治疗学生因倦嗜睡者颇多，大多数采用麻黄附子细辛汤、葛根汤等，对于湿气重者有时亦采用麻黄加术汤或三仁汤，多能迅速起效，更有趣的是，吃了中药，患者的学习成绩大多可直线上升，由此可见，对于学习成绩差而又精神状态不佳者，很有必要找中医看看。

54.葛根汤助力考研案

自跟随黄煌老师学习经方后，我在临床上用经方者占十之八九。因为经方规范，药味较少，也颇受跟师学生的喜爱。黄老师的"方—病—人"体系形象、直观，具有趣味性，学生也易于掌握。我们医院是湖北中医药大学的教学医院，每年的针刀班有50名学生在我们医院上课，我和高立珍都是授课老师。我们医院又是中医规培的国家基地，也有很多规培医生跟我们学习，我们两个是《经方讲堂》的主讲，因此和学生们的交流较多，相处非常融洽。他们一有不舒服就会找我们开中药调理或向我们咨询。

小李是针刀班的一名学生，经常跟我出诊，对经方很感兴趣。我把黄煌经方的"方—病—人"思想教给他，他进步很快。毕业实习时他被分到了外地，但我们一直保持着微信往来。忽一日，他给我发微信说："老师有没有什么办法救救我，我这两天超级困，就是睡不醒那种，早上睡到7点困，睁不开眼，睡到8点也困，强行起来吃了早点看书又开始困，又睡了20分钟还是困，太难受了。感觉我要变成你之前治的那个患者了，睡不醒，天天上课迟到，睡到7点我也睡了7个多小时，中午再休息一下，一天睡眠时间也到了8个多小时，按道理是够了的。没理由一起床就困得不行。全靠意志力撑着在看书，但又没有什么效率，这样考不上研的。"我说："先吃葛根汤吧！"他说："好的，我买三付回来喝一下先，太困了！"我说："如果手脚凉，也可以吃麻黄附子细辛汤。"他说："手脚不凉，就是困。"我说："吃葛根汤吧。"

第二天早上7点6分，小李微信告诉我："老师，非常感谢，今天舒服了！"

2021年4月13日晚上8点，小李向我报喜，他考取了一个中西医结合耳鼻喉专业的硕士。作为老师，我由衷地为他感到高兴。功夫不负有心人，终于成功了。当然他的努力是关键，但葛根汤也是功不可没的。

按：黄煌老师说："葛根汤能够提神，这个经验是日本平马直树先生说的，那时他跟大塚敬节先生抄方，晚年的大塚敬节先生看病疲劳时，喝什么提神？葛根汤！我所以说，葛根汤是中国式的咖啡。在日本，很多考试之前的学生吃葛根汤，吃了葛根汤后能够不睡觉，能够精力充沛。"验之临床，果真如此。葛根汤的提神作用非常好，我常把葛根汤用于上课易打瞌睡的孩子，效果很明显，孩子们精神状态好了，学习成绩也上来了。用家长的话来说就是"感觉孩子变聪明了，脑瓜转得快了"。所以经常有学生家长到我这里来开聪明药，其实哪有什么聪明药，只不过是葛根汤能提神而矣。分析葛根汤中的药物，起提神作用的主要是麻黄，麻黄中含有麻黄碱，有类似皮质激素样作用，能使人兴奋，故睡眠差者不要晚上服用。葛根可以扩张血管，改善大脑血液循环，对改善患者的精神状态亦有作用，而桂枝汤是强壮剂，能够补充能量，没有充足的能量，兴奋也是短暂的，所以说，葛根汤的提神作用是诸药的综合作用，全方比单用麻黄要更安全有效。

55. 柴胡加龙骨牡蛎汤治疗抑郁症案

徐某，男，60岁，2020年10月29日初诊。

1995年、2014年曾发两次严重心慌心悸，曾住院治疗，经检查未发现明显异常，后诊为抑郁症，服用中西药物治疗，病情未得到明显改善。后经朋友介绍来诊。

刻诊：体型中等，面色暗红，鼻部有毛细血管扩张，自述心悸，害怕，易惊，心中纠结，易紧张，脑中易想事，思维不受自己控制，喜悲伤欲哭，耳鸣，时烧心，有浅表性胃炎伴糜烂病史，大便干，日1次。腹诊：按之胁下苦满，腹肌紧张，脐部跳动明显。舌质暗苔腻微黄，舌下瘀紫，脉沉弦。

处以柴胡加龙骨牡蛎汤合甘麦大枣汤：柴胡15g，黄芩10g，半夏10g，党参10g，桂枝10g，茯苓15g，龙骨15g，牡蛎15g，磁石15g，大黄3g，生姜10g，大枣30g，甘草10g，淮小麦45g。5剂，免煎颗粒，每次1袋，每天2次，饭后开水冲服。

2020年11月3日二诊：药后心悸、悲伤感明显改善，仍有害怕感，头有时有揪一下的感觉，时有耳鸣，注意力较前集中，脐跳明显，舌底瘀紫，苔腻，脉沉弦。

柴胡加龙骨牡蛎汤合温胆汤：柴胡15g，黄芩10g，半夏10g，党参10g，桂枝10g，茯苓15g，龙骨15g，牡蛎15g，磁石15g，大黄3g，生姜10g，大枣30g，陈皮10g，枳壳15g，竹茹20g。5剂，免煎颗粒，每次1袋，每天2次，饭后开水冲服。

2021年4月8日三诊：由于疫情的影响，就诊不便，故未能及时复诊。现患者精神状态较前已明显改善，已面露笑容，未再心悸，胆小较前明显改善，易疲劳，口干口苦，胃中时有嘈杂，唇暗红，面色稍有暗红，有毛细血管扩张，脐跳明显，舌底瘀紫，苔腻，脉沉弦。

柴胡加龙骨牡蛎汤合桂枝茯苓丸：柴胡15g，黄芩10g，半夏10g，党参10g，桂枝10g，茯苓15g，龙骨15g，牡蛎15g，制大黄3g，生姜10g，大枣30g，牡丹皮15g，赤芍15g，桃仁15g。15剂，5/2服法。

2021年5月19日四诊：患者较前开朗，就诊时有说有笑，已无惊恐感，亦无悲伤感，口干口苦基本消失，腹肌紧张感较前改善，仍有脐跳，舌质暗苔腻，脉沉。继用上方10剂，5/2服法。

按：患者体型中等，面色暗红，心悸易惊，腹肌紧张，脐跳明显，是一个比较典型的柴胡加龙骨牡蛎汤证，因患者初诊时喜悲伤欲哭比较明显，在诉说病情时眼中含泪，有莫名的委屈感，故合用了甘麦大枣汤。二诊时患者悲伤感改善，但仍害怕，舌苔腻，故合用了温胆汤，黄老师常讲温胆汤是壮胆方，患者服后胆小的症状果然改善。三诊时患者精神状态转佳，悲伤与胆小已无大碍，故转为对患者体质的调节，患者面色暗，有毛细血管扩张，唇暗，舌下瘀紫，均为有瘀血的指征，故合用了桂枝茯苓丸。四诊时患者基本恢复了正常，嘱继服柴胡加龙骨牡蛎汤合桂枝茯苓丸以巩固治疗。

56. 小建中汤加味治疗小儿多动症案

杨某，男，9岁，2018年7月2日初诊。

家长代述：患者于2年前感冒发热后出现不自主摇头，感冒发热愈后摇头仍未止，且逐渐加重，有时走路时手舞足蹈，注意力不集中，学习成绩下降，现已休学，曾到某儿童医院诊为小儿多动症，一直在服用西药治疗，查其所服中药多为天麻钩藤饮、镇肝熄风汤、止痉散等平肝、镇肝、息风之方。

刻诊：患者肤黄白体瘦，易出汗，手心热，头不自主摇动，有时手足做一些无意识动作，时有脐周痛，大便干结如羊屎，3天1次，食欲差，喜甜食。腹诊：腹直肌紧张，腹壁扁平菲薄，腹主动脉搏动明显。舌淡红苔白，脉沉。

处以小建中汤合止痉散：桂枝15g，白芍30g，生甘草10g，生姜10g，红枣20g，饴糖30g，天麻6g，姜半夏6g，全蝎5g，蜈蚣1条。15剂，免煎颗粒，5/2服法。

2018年7月25日二诊：患者摇头及手舞足蹈较前稍有改善，注意力较前集中，食欲亦较前好转，大便每日1次，稍干，腹未痛，出汗较前减少，舌质淡红苔白，脉沉。上方继服15剂，5/2服法。

2018年10月20日三诊：患儿服完药后症状进一步改善，因路途较远，自行在当地按上方购药一直服药至今。诊见：患儿面色较前红润，手足已安静，头数分钟偶摇一两下，大便日1次，不干，腹肌紧张，有脐跳，舌质淡红苔白，脉沉。

小建中汤加龙骨牡蛎：桂枝10g，白芍20g，生甘草6g，生姜10g，红枣15g，饴糖30g，生龙骨15g，生牡蛎15g。15剂，免煎颗粒。5/2服法。

2021年5月21日患儿母亲过来看风湿病，问及患儿多动症时，诉服药至2018年年底已愈，后一直未复发。

按：小儿多动症以前少见，现在临床常能见到，本病又称注意缺陷多动功能障碍，是一种常见的儿童行为异常，儿童智力正常或接近正常，学习行为及情绪方面有缺陷，主要表现为注意力不集中，不分场合的活动过多，容易冲动。黄煌老师治疗本病经验丰富。我们跟师学习时，曾见到黄老师应用柴胡加龙骨牡蛎汤、温胆汤等治疗本病，常加服止痉散（黄老师经验方：姜半夏：天麻：蜈蚣：全蝎=2：2：1：1，打粉装胶囊，每次3克，每天2次口服），效果较佳。本例患儿肤黄白体瘦，易出汗，手心热，腹肌紧张，腹痛，便干，喜甜食均为小建中体质的特征。患儿久服息风止痉之方而未效，说明单纯走这条路是走不通的，故从调体质入手，采用小建中汤，建其中气以治本，加黄老师止痉散以治标。采用间断服药的方法，数月后，随着患儿体质的改善，多动症状亦得到了明显缓解，三诊时患儿症状基本平复，故去止痉散，恐虫药久用伤其正也。因按其脐部仍跳动明显，故加龙骨、牡蛎，以镇之。本例再一次证明了从调体入手的可行性和有效性。

57. 解郁汤合温胆汤治疗左胁异物感

李某，男，31岁，2020年9月5日初诊。

左侧腋下及胁肋部不适感，范围约直径20厘米，肿胀感，似多了一块肉，已有1年余。患者最初为晚上加班，睡醒一觉后出现此症状。曾到十堰市某三甲医院住院治疗，经检查未发现有何异常，住院治疗亦未见好转，后多处服中药亦未效。

刻诊：患者为四方脸，体型偏瘦，面色青黄，自感压力大，心情差，平时胆小，易受惊吓，手冷有汗，左上肢有酸麻感，早饭后即大便，从小有肠炎，舌质暗，边有齿痕，苔厚腻，脉沉弦。

处以解郁汤合温胆汤：枳壳15g，白芍15g，柴胡15g，甘草10g，半夏15g，厚朴15g，茯苓15g，紫苏梗15g，陈皮15g，竹茹10g，生姜10g，大枣15g。7剂，免煎颗粒，每次1袋，每天2次口服。

2020年9月12日二诊：患者左胁不适感减轻，睡醒流口水，早饭后即大便，肛门稍有热感，舌质暗红苔腻，脉沉。上方加葛根30g，黄芩8g，黄连3g，7剂，免煎颗粒。

2020年9月18日三诊：左侧腋下多一块肉的感觉范围较前变小，直径约10厘米，左上肢已无酸麻，肛门已无热感，大便日1次，睡眠可，舌质暗苔腻，舌左边高出一块，脉沉。

处以解郁汤合温胆汤加味：枳壳15g，白芍15g，柴胡15g，甘草10g，半夏15g，厚朴15g，茯苓30g，紫苏梗15g，陈皮15g，竹茹30g，生姜10g，大枣10g，当归10g，川芎10g。7剂，免煎颗粒。

2020年11月4日四诊：左腋下异物感已消失，舌质暗红苔腻，脉沉。继用上方7剂以巩固疗效。

按：患者的病位在左腋下及左侧胁肋部，属于肝胆经所过之处，是选用柴胡剂的指征。患者压力大，心情差，手冷有汗（四逆）是选用四逆散的指征。《金匮要略·妇人杂病》中说："妇人咽中如有炙脔，半夏厚朴汤主之。"咽中如有炙脔是选用半夏厚朴汤的指征。黄煌老师认为，躯体的异常感觉可以看作是咽喉异物感的延伸，故腋下胁部异物感我们也可以用半夏厚朴汤。患者胆小易惊，舌苔厚腻是有痰湿之象，故采用了温胆汤，也就是黄老师的经验方解郁汤（四逆散、半夏厚朴汤）合温胆汤。经过一段时间的治疗，顽疾终于获愈。

58. 黄芩汤治疗热痹案

李某，男，36岁，2019年7月12日初诊。

主诉：双膝关节痛1年余，曾针灸及口服中西药物，疼痛时轻时重，近1个月来疼痛加重，行走困难，经朋友介绍前来就诊。

刻诊：双膝关节红肿热痛，行走下蹲困难。体瘦，肤白唇红，口干口苦，眼睑充血，有痔疮，舌质红苔薄黄，脉沉滑。实验室检查：ASO 320IU/mL，C反应蛋白49mg/L，血沉135mm/h。

诊为热痹，处以黄芩汤加味：黄芩15g，白芍40g，生甘草10g，大枣20g，黄柏10g。7剂，水煎服，每日1剂，分3次饭后服。

2019年7月19日二诊：药后关节肿痛明显减轻，唇、舌、眼睑红色稍减，脉沉滑。上方继服10剂，5/2服法。

2019年8月5日三诊：患者双膝关节肿痛基本消失，走路时关节仍稍有不利,舌质微红苔薄,脉沉。

处以黄芩汤加味:黄芩10g,白芍20g,生甘草10g,大枣20g,石斛15g。10剂,5/2服法。

按:患者肤白唇红,眼睑充血,舌红,均为黄芩人的特征,关节红肿热痛为体内有热之象,故用黄芩清其热,白芍、甘草可缓急止痛,大枣可以健脾护胃,黄柏长于清下焦之湿热,二妙散、四妙散均用之。用黄芩汤加黄柏治疗热痹是黄煌老师的经验,用于临床多能获效。

59. 桂枝茯苓丸加大黄牛膝方治疗腰椎间盘突出症案

钱某,男,48岁,2018年7月5日初诊。

右腰牵掣右腿胀痛1年余。患者于1年前因搬家搬动重物后出现腰痛,并逐日加重,经针灸及口服"腰痛宁"等治疗效果不佳,腰椎CT显示:腰4～5椎间盘突出。

刻诊:体型中等,面色暗红,鼻头微红,右腰牵及右腿胀痛不适,屈伸不利,双侧小腿有静脉曲张,口臭,大便干,2天1次,不易解,舌质暗红,舌下静脉怒张,苔黄腻,脉沉弦。

证属瘀血痹阻经脉。治宜活血化瘀,通络止痛。

方用桂枝茯苓丸加大黄牛膝方加味:桂枝15g,茯苓15g,牡丹皮15g,赤芍15g,桃仁15g,制大黄6g,怀牛膝30g,白芍30g,甘草10g,全蝎6g。5剂,每日1剂,水煎服。

2018年7月11日二诊:药后腰腿疼痛大减,口臭减轻,大便日1次,较前通畅。患者因煎药不便,遂按上方改用免煎颗粒10剂。

2019年3月8日,患者带家人过来诊病,问及其腰腿痛,言上次药后痛即止,故未再服药。

按:腰椎间盘突出症是临床常见病、多发病。中医治疗本病具有一定优势。桂枝茯苓丸出自《金匮要略·妇人妊娠》篇,原为治疗"妇人宿有癥病,经断未及三月,而得漏下不止……"黄煌老师对本方进行了深入的研究和发展,黄老师认为,桂枝茯苓丸是经典的活血化瘀方,他把适合吃桂枝茯苓丸的人群定义为"桂枝茯苓丸人"。一般来说,"桂枝苓丸人"有以下几个特征。

①面症:"桂枝茯苓丸人"的脸色一般是发红或者是暗红,当然也有发青的,鼻子或者红或者是暗红的,或者是鼻翼上的毛细血管扩张。

②舌症:舌头是紫暗的,舌头翘起来,舌底静脉往往是显见的,有的甚至是怒张的。

③腿症:小腿肌肤甲错,皮肤干燥,有的皮肤甚至像蛇皮一样,伸手一摸像触到了刺一样。

④腹症:少腹部充实有力,往往有压痛,特别是左少腹。

⑤精神心理症状:容易失眠、头痛、烦躁、善忘等。

当然,以上特征不必悉具,有一两症即可应用。桂枝茯苓丸加大黄牛膝方是黄老师的经验方,常用于治疗子宫肌瘤、附件囊肿、乳腺囊肿、甲状腺囊肿、痤疮、肾功能不全及腰腿痛等。

本例患者有搬重物劳伤史,且面色暗红,舌质暗红,舌下静脉怒张,双侧小腿静脉曲张等均为有瘀血之征,故用桂枝茯苓丸活血化瘀,因病在腰腿且大便干,故加牛膝、大黄,以加强活血之力。因腰腿有牵扯感故加芍药甘草汤以缓急止痛,全蝎为虫蚁搜剔之品,长于通络止痛,故加之可增强效果。

60. 真武汤合肾着汤治疗腰椎间盘突出症案

杨某,女,63岁,2019年3月5日初诊。

左侧腰臀部连及腿部疼痛,反复发作2年。查腰椎CT示:腰3-4、4-5椎间盘突出。经多方治疗效果不佳。近1个月来腰腿痛逐渐加重,行走困难,经朋友介绍前来就诊。

刻诊:体型稍胖,面色黄,无光泽,稍有浮肿貌,精神萎靡,左侧腰腿痛,行走不便,腰以下冷如坐水中,舌淡红,舌边有齿痕,苔白腻,脉沉细弦。

此为肾阳亏虚,筋脉失养所致。

处以真武汤合肾着汤:制附片15g(先煎30分钟),白芍30g,茯苓30g,白术20g,干姜15g,甘草10g。5剂,水煎服,日1剂。

2019年3月11日二诊：患者诉服3剂药后开始痛减，活动较前灵活，可一次性行走500米。原方制附子改为10g继进。共服药30剂后诸症消失，活动自如。

按：真武汤是古代水气病的用方，经典的温阳利水方，其治在肾。黄煌老师认为，适合吃真武汤的患者大多数精神萎靡，畏寒肢冷，脉沉细，舌胖大苔滑。或浮肿，或腹泻，或小便不利，或心悸震颤，或头晕欲倒等。肾着汤是古代肾着病专方，可健脾温阳利水，虽名肾着，但其治在脾。黄煌老师认为，适合吃肾着汤的体质大多为体型肥胖，平素身体困重，腰部多松软、冷重，全身关节肌肉易于酸重，易浮肿，便溏，易汗出，分泌物多，清稀不臭。

本例患者浮肿貌，精神萎靡，舌淡有齿痕等均为阳虚寒湿之象，故处以真武汤以温阳化湿止痛。患者腰以下冷如坐水中是肾着汤之主证，故处以真武汤合肾着汤。方中附子可温肾阳止痛，芍药甘草汤可以缓急止痛，白术、茯苓、干姜可温脾阳，运化水湿，诸药合用，脾肾同治，阳气得温，寒湿得化，筋脉得濡，诸症自失。笔者认为，使用此两方合方的关键点在于"湿"与"冷"两字。

61. 温经汤治疗痹证（腰腿痛）案

陈某，女，72岁，2018年6月20日初诊。

主诉：腰腿痛5年。

刻诊：双下肢抽筋，腿冷，视之局部有毛细血管扩张，且皮肤干燥，手足裂口，面色黄，体瘦，气短乏力，易出冷汗，食欲差，舌质淡苔薄白，脉沉细。

处以温经汤：川芎10g，牡丹皮10g，桂枝10g，吴茱萸6g，白芍30g，党参10g，麦冬10g，生姜10g，姜半夏10g，甘草10g，当归10g，阿胶6g。7剂，免煎颗粒，每次1袋，每天2次，开水冲服。

2018年7月1日二诊：患者体力好转，腰腿痛减轻，双下肢抽筋亦明显改善。上方21剂。

2018年11月6日三诊：患者诉服上药后腰腿未痛，小腿未再抽筋，饮食较前好转，能念半天经而不累，这是以前所不能的。此次要去华山赴会，要求开温经汤20剂。

处方：川芎10g，牡丹皮10g，桂枝10g，吴茱萸6g，白芍15g，党参10g，麦冬10g，生姜10g，姜半夏10g，甘草10g，当归10g，阿胶10g。20剂，免煎颗粒，每次1袋，每天2次，口服。

后来见到患者女儿，问及其母情况，诉现在一切良好，已无明显不适。

按：患者体瘦面色黄，手足干燥裂口，是黄煌老师所说的典型的温经汤体质，故采用了温经汤，因其腿抽筋而重用了白芍。受黄老师应用原方思想的影响，而未进行加减，从改善体质入手，果然取得了疗效。

62. 桂枝加苓术附汤治疗双下肢疼痛案

张某，女，48岁，2019年3月6日初诊。

双下肢游走性疼痛1年余。双下肢屈伸不利，双腿冷，如有冷风吹。

刻诊：患者体型偏瘦，肤色白，唇色淡，饮食可，多梦，大便可，小便清，两下肢稍有浮肿，按之凹陷，舌质淡苔白腻，脉沉细。

处以桂枝加苓术附汤：桂枝20g，白芍20g，甘草10g，生姜15g，大枣20g，黑附片10g（先煎30分钟），白术20g，茯苓20g。7剂，日1剂，水煎，早晚服。

2019年3月13日二诊：服药后疼痛明显减轻，面色较前红润，下肢较前转暖，已无浮肿，舌质淡红苔白，脉沉。继用上方7剂。

患者共服药28剂疼痛消失，体质较前有明显改善。

按：桂枝加苓术附汤见于汤本求真的《日医应用汉方释义》，组成为桂枝汤加茯苓、白术、附子。《日医应用汉方释义》说："本方可视为桂枝汤、桂枝加附子汤、桂枝加苓术汤、真武汤、苓桂术甘汤、茯苓甘草汤六方之合方。故欲熟知本方证者，必先充分了解六方之证，然后综合之思索研究焉。"桂枝汤多用于肤白体瘦的桂枝体质的人群，桂枝人所出现的痹证，表现为肢冷疼痛麻木者，常可采用桂枝加苓术附汤治疗。本方亦为黄煌老师治疗痹证常用之方，对于久寒或沉疴痼冷，黄老师常加细辛。

63. 五积散治疗膝关节病案

宋某，女，33岁，2020年6月28日初诊。

右膝关节痛1年余。下蹲困难，上下楼疼痛加重，阴雨天及受凉后加重，右膝有困重感，查血沉、抗"O"、类风湿因子、C反应蛋白等未见异常，曾经针灸、口服西药及独活寄生汤等中药效果不佳。

刻诊：患者面色黄暗，体胖，上下均胖，右膝关节凉，小腿稍有水肿，二便可，腹大，充实有力，无压痛，时有鼻塞，舌质暗苔白腻，脉沉。血小板 378×10^9/L，有脂肪肝及肾结石病史。

处以五积散：白芷10g，川芎10g，甘草6g，当归10g，茯苓10g，肉桂5g，白芍15g，半夏10g，陈皮10g，枳壳10g，麻黄10g，苍术10g，干姜6g，桔梗6g，厚朴10g。5剂，水煎服。

2020年7月25日二诊：药后微微出汗，大便次数多，日3～6次，解后舒服，膝关节痛明显减轻，舌质淡暗苔白腻，脉沉。上方5剂继服。

2021年4月27日领其母亲过来看病，诉去年服药10剂后至今关节未痛。

按：五积散出自《太平惠民和剂局方》，虽不是经方，但因其组方严谨，临床效果好，具有经方的特质，黄煌老师亦将其当作经方看待。五积散是古代治疗五积病的专方，以治气、血、痰、饮、食五积之意而命名，有解表、温中、除湿、去痰、消痞、调经等功效，适用于以恶寒无汗、身痛、呕吐、腹胀以及月经不调为特征的疾病和寒湿体质调理。黄煌老师把适合吃五积散的体质的人称为"五积散人"，黄老师认为"五积散人"最大的特点是黄胖，而且是上下都胖，并形象地称之为"黄土豆"。

"五积散人"的特点为：多体型肥胖，面色黄暗，精神萎靡，恶寒，不易出汗，皮肤多干燥粗糙，关节肌肉常有疼痛；常有食欲不振，恶心呕吐，腹胀腹痛等；易浮肿，易头目昏眩，易腹泻；女性多伴有月经不调，闭经等。

笔者认为，"五积散人"具备麻黄人的特质，并出现了寒湿之象，易肿，易胀，易泻，易呕，易痛。我们运用五积散治疗寒湿痹证效果较好，有的患者服后汗出（盖被取汗），有的患者大便次数增多，总之，寒湿之邪要有出路效果才快，大多数患者服药后体重都会有不同程度的减轻，故本方也常用于寒湿体质的减肥。

64. 济生肾气丸加味治疗膝关节病案

詹某，男，65岁，2020年11月26日初诊。

左膝关节痛2年余，现已不能伸直，下蹲困难，蹲下则起不来，阴雨天加重，拍片显示膝关节骨质增生严重。有高血压、脑梗死病史。

刻诊：患者面色红，唇暗红，膝关节痛，屈伸困难，腰酸软无力，小腿冷，下午肿，晚上抽筋严重，脚冷，便秘，大便六七天一次，干而不易解，小便清长，次数多，晚上6～8次。腹诊：腹软无压痛，少腹软弱无力，触之凉。测脐温35.8℃，额温36.6℃，口温36.8℃。舌质胖大，边有齿痕，苔腻，脉弦浮大。

处以济生肾气丸加味：熟地黄30g，山药15g，山茱萸15g，茯苓10g，泽泻10g，牡丹皮10g，附子3g，肉桂3g，车前子15g，牛膝30g，木瓜15g，伸筋草30g，生龙骨30g，生牡蛎30g，白芍30g，甘草10g。7剂，水煎服，日1剂。

2020年12月4日二诊：患者服药后膝关节痛明显减轻，已能屈伸，下蹲站起较前灵活，腿抽筋明显减少，服药7天仅抽筋1次，大便2天1次，不干而易解，小便次数明显减少，晚上2～3次，舌质胖大边有齿痕，苔白边有白涎，脉浮弦。上方7剂继服。

2020年12月12日三诊：患者膝痛已缓解，活动较灵活，腿未再抽筋，大便日一次，小便次数减少，晚上1～2次，面色红亦较前改善，嘱服济生肾气丸1个月以巩固。

按：《金匮要略》曰："虚劳腰痛，少腹拘急，小便不利者，八味肾气丸主之。""夫短气有微饮，当从小便去之，苓桂术甘汤主之，肾气丸亦主之。"肾气丸是古代的理虚方，经典的老年病用方，有温阳利水强壮等功效，适用于以腰痛膝软、少腹拘急、小便不利为特征的疾病以及老年人的调理。本方加车前子、牛膝，名为济生肾气丸。患者腰酸膝痛，足冷，小便频而清长，小腹软，为肾气丸证，因下肢水肿而采用了济生肾气丸，所加之白芍、甘草、木瓜、伸筋草，对缓解膝痛及小腿抽筋有较好的助力效果。对于肾气丸证患者的面色，黄煌老师常说"肾气丸证常出现两种面征，一是黑得像包公，二是红得像关公。"验之临床，的确如此。本例患者即属于红得像关公那种。因患者面色红，脉弦大而浮，故加了生龙骨、生牡蛎以收敛潜降之。腹诊对选用本方亦有一定的参考价值，肾气丸证小腹一般是松软无力的，如果用电子温度计来量温度，脐温一般低于额温与口腔温度。肾气丸证与桂枝茯苓丸证都可出现面色红、腿抽筋及足冷腿肿等，其鉴别点在于，肾气丸是虚证，腹是软的，小腹尤甚，小腿一般无明显的毛细血管扩张，腿肿多为双侧；桂枝茯苓丸证患者体质较强壮，腹部多充实有力，左少腹常有压痛，小腿易出现静脉曲张或毛细血管扩张，单侧腿肿多见。

65. 防己黄芪汤合五苓散治疗膝关节炎案

刘某，女，68岁，2019年5月18日初诊。

双膝关节肿痛已有3年余，上下楼及下蹲站起时疼痛。膝关节X线片示：双膝关节骨质增生，伴少量积液。经针灸、口服氨基葡萄糖胶囊及中药等未见明显好转。

刻诊：患者体胖，肤色黄白，眼睑微肿，眼袋较大，身高159cm，体重71kg。询之，除膝关节肿痛外，尚有腰膝冷感，双侧小腿水肿，按之凹陷，晚上易抽筋，平时汗出较多，口渴不欲饮，食欲佳，大便可，小便不利，不热不痛，有高血压病5年，现服伲福达，血压控制平稳。腹诊：腹大而松软。舌质暗淡，苔薄白，脉沉。

处以防己黄芪汤合五苓散：防己20g，生黄芪30g，白术30g，甘草6g，生姜15g，大枣20g，桂枝10g，茯苓15g，泽泻20g，猪苓15g。7

剂，水煎服，日1剂。

2019年5月25日二诊：患者双膝关节肿痛明显减轻，起立、行走较以前轻松，腿肿亦减，小便较前顺畅，晚上睡时仍时有抽筋感，上方加白芍20g，怀牛膝15g，继服21剂，膝关节痛、腿肿及抽筋基本消失。

按：黄煌老师比较重视对患者体质的归纳，他认为，"防己黄芪汤体质"在老年妇女中很常见，其人体胖肤白，下半身特别松大，常浮肿，易出汗，易疲劳，易患骨质增生及腰膝关节疼痛，行走缓慢似鸭步。通过望诊及腹诊可迅速确认患者为"防己黄芪汤体质"。对于膝痛、水肿、口渴兼备者，黄煌老师称之为"渴肿膝痛综合征"。防己黄芪汤出自《金匮要略》，是治疗风湿病、风水病、水气病的专方，其经典方证为"脉浮，身重，汗出恶风"，《外台秘要》载本方治疗"病者但下重，从腰以上为和，腰以下当肿及阴，难以屈伸"。其方证特征为身体困重，浮肿，以下肢为甚，多汗，恶风，关节痛，特别是膝关节肿痛。五苓散是调理水液代谢紊乱的良方，以口渴、浮肿、多汗、小便不利等为主证。黄老师治疗"渴肿膝痛综合征"常常采用防己黄芪汤与五苓散的合方。本案是笔者跟师学习后第一次应用防己黄芪汤与五苓散的合方治疗膝关节炎，遵照黄老师的经验，亦步亦趋，取得了较好的疗效，也再一次验证了方证相应的魅力。

66. 八味活血汤加味治疗足跟痛案

贺某，女，42岁，2019年3月10日初诊。

左侧足跟痛1年余，近半个月来逐渐加重，早晨起床下地行走或久坐后站起行走时痛如刀割如针刺，活动后疼痛逐渐缓解，走路过久疼痛又会加重。曾服六味地黄丸、钙片及针灸等治疗效果不显。

刻诊：患者体型偏瘦，面色黄暗，有毛细血管扩张，抑郁貌，眉头紧锁，喜叹息，夜寐多梦，心烦易怒，记忆力差，月经量少，色暗，两胁下压之苦满，舌质暗红，有瘀点，舌下静脉充盈瘀紫，脉沉弦。

处以八味活血汤加味：柴胡15g，白芍30g，枳壳15g，甘草10g，桃仁10g，红花10g，当归10g，川芎10g，怀牛膝30g。7剂，免煎颗粒，每次1袋，每天2次口服。

2019年3月18日二诊：诉足跟疼痛明显减轻，睡眠及记忆力亦有明显改善，心情好转，未再叹气，上方14剂，继服。后随访，病已愈。

按：八味活血汤是黄煌老师的经验方，由四逆散加桃仁、红花、当归、川芎而成，是血府逐瘀汤的瘦身版，具有理气活血止痛的功效。患者体瘦，两胁苦满，皱眉叹息，心烦易怒，是典型的柴胡体质，故采用了四逆散以调体，面色暗，有毛细血管扩张及舌底瘀紫均提示有瘀血之征，故选用了桃仁、红花、当归、川芎以养血活血止痛，病在足跟，故加用了怀牛膝以引药下行，强筋壮骨。中医认为"不通则痛"，服用本方后气血得以流通，从而达到了"通则不痛"的目的。

67. 甘草泻心汤治疗痛风性关节炎案

刘某，男，39岁，2019年11月8日初诊。

于2015年在市某三甲医院确诊为痛风，近几年来右足跖趾关节、右踝关节肿痛反复发作，此次发作已半月余，曾服用秋水仙碱、双氯酸酸钠缓释胶囊效果不佳，经朋友介绍前来就诊。

刻诊：患者右跖趾关节、右踝关节红肿热痛，拒按，伴口干、口苦，胃脘痞满，时有恶心呕吐，大便稀，小便黄，舌苔黄腻，脉滑数。查血尿酸548mmol/L，血沉52mm/h。足部X线片示：右跖趾关节处穿凿样透亮缺损区。

诊为痛风，证属湿热痹阻，治以清热解毒，健脾和胃。

处以甘草泻心汤加减：生甘草20g，半夏10g，黄连5g，黄芩15g，干姜10g，党参10g，大枣15g，土茯苓30g，车前子30g。7剂，水煎服，日1剂。

2019年11月16日二诊：药后关节肿痛明显减轻，仍有轻微压痛，胃脘痞满改善，大便日1次，已成形，舌质红苔稍腻，脉沉。上方改甘草12g，黄芩10g，7剂。药后患者关节肿痛基本消失，嘱患者每天用土茯苓60g，放入保温瓶中，开水泡1小时后当茶饮，以兹巩固。

随访至今，痛风未再发作。

按：痛风性关节炎在急性发作时大多表现为湿热证，本例患者除了表现为关节红肿热痛外，尚有心下痞满、恶心、腹泻等症，故选用了甘草泻心汤。现代药理学研究证明，甘草有肾上腺皮质激素样作用，有较好的抗炎作用，而没有激素的严重不良反应。黄芩、黄连苦寒清热，解毒燥湿，现代药理研究认为可抗菌消炎。所加之土茯苓、车前子现代研究认为均有降尿酸作用。用土茯苓泡水代茶饮常服，对预防痛风复发有一定作用。

68. 桂枝茯苓丸合五苓散治疗痛风案

牛某，男，36岁，2019年11月10日初诊。

左足跖趾关节痛风发作已有5年之久，发时常用秋水仙碱、双氯酚酸钠等，时轻时重，反复发作。本次痛风发作已有半月，服用以上西药疼痛虽有缓解，但仍行走困难，左足跖趾关节肿胀，色暗红，局部热，有痛风石形成。

刻诊：患者身体健壮，面色暗红，面部有毛细血管扩张，唇暗，口渴不欲饮，腹部充实有力，脐左侧及左少腹压痛，大便稀，小便不利，次数多。舌质暗苔腻，脉沉滑。查血尿酸：625mmol/L。

处以桂枝茯苓丸合五苓散加味：桂枝10g，茯苓15g，牡丹皮15g，赤芍15g，桃仁15g，生白术15g，猪苓15g，泽泻30g，怀牛膝20g，忍冬藤60g。7剂，免煎颗粒，每次1袋，每天2次，开水冲服。

2019年11月18日二诊：药后关节肿痛逐渐缓解，局部皮肤仍有暗红，上方15剂，5/2服法。

2019年12月20日患者微信问诊，诉因关节未痛，服完药后未再服药，求常服茶饮巩固方。遂嘱其就近按《伤寒论》原文自制五苓散常服，以调节尿酸代谢，防止复发。

按：痛风一病，临床常见，且发病率逐年增高，越来越年轻化，西药有效，但副作用亦多。中医从调体入手，有其独特的优势，患者的面征、腹征及痛处皮肤的颜色均提示有瘀血的存在，口渴而小便不利苔腻为五苓散证，忍冬藤清热解毒，消肿定痛而不伤胃，怀牛膝可引药下行直达病所。病缓解后服五苓散调节尿酸的代谢是黄老师常用之法。尿酸为代谢产物，当属中医湿之范畴，五苓散通过调节水液代谢可促进尿酸的排出。

69. 当归四逆加吴茱萸生姜汤治疗雷诺病案

王某，女，45岁，2019年5月3日初诊。

双手指、掌苍白、紫绀、潮红、疼痛1年余，加重7日。于1年前受凉后出现双手掌麻木，遇寒冷刺激则手指皮肤变白，继而紫绀潮红，并伴有针刺样疼痛，遇热可缓解，在当地医院诊为"雷诺氏病"，经中西药物治疗未见明显改善。

刻诊：患者神清，面色黄白，体瘦，精神较差，大便可，小便清，舌质淡红苔白腻，脉沉细。

中医诊断：痹证（阳虚寒凝，瘀血痹阻）。西医诊断：雷诺病。治宜温阳散寒，活血通络。

处以当归四逆汤加味：桂枝30g，赤芍30g，当归30g，通草10g，细辛6g，甘草15g，大枣30g，吴茱萸10g，生姜30g，蜈蚣1条。7剂，水煎服，药渣水煎泡手。

2019年5月11日二诊：患者双手麻木感减轻，遇冷仍皮肤变白继而紫绀，针刺样疼痛减轻。继用上方加附片10g（先煎30分钟），7剂。

2019年5月17日三诊：双手麻木感已减80%，已无针刺感，变色很少出现，口稍干，舌质淡红苔白，脉沉，上方去附子、吴茱萸，改生姜为10g，14剂。

2019年7月26日患者带其老母过来看病，询及其病，患者说未再发作。

按：雷诺病是指肢体动脉，特别是小动脉受寒或情绪波动后出现的发作性痉挛症。具有明显苍白、不同程度青紫和潮红的典型症状，属中医"痹证""脉痹"范畴。《伤寒论》351条："手足厥寒，脉细欲绝者，当归四逆汤主之。"352条："若其人内有久寒者，宜当归四逆加吴茱萸生姜汤。"本例患者面黄白体瘦，素体阳气不足，又感受外寒，内外交困而发此病，故可采用当归四逆加吴茱萸生姜汤散寒通络。此等久寒，当已入络，故加入蜈蚣等虫类药物可引诸温药入络，增强通络散寒止痛之力。经过1个多月的治疗，患者症状得到了改善。黄煌老师应用本方甚广，常用于痛经、闭经、痹证等。黄老师认为通草淡而无味，且今之通草亦未必为古之通草，故常去之，对于夹热者常加黄芩。

70. 甘草泻心汤治疗白塞病案

梁某，女，35岁，2019年11月2日初诊。

口腔与阴部溃疡反复发作7年，加重3个月。于2012年因过食辛辣后出现口腔溃疡，并自此反复发作，不易愈合，溃疡数目不一，疼痛严重，呈圆形或卵圆形。曾就诊于北京某医院，被确诊为白塞病，间断服用沙利度胺、泼尼松等至今，效果不佳，且反复发作。近3个月来症状逐渐加重，经朋友介绍来我处就诊。

刻诊：患者体型偏瘦，唇红，眼睑充血，有口气，舌尖、舌边、口腔黏膜及阴部有多处溃疡，刷牙时易牙龈出血，伴焦虑烦躁，入睡难，吃凉物易腹泻，舌质红，苔黄腻，脉沉滑。皮肤针刺反应阳性。

方予甘草泻心汤：生甘草20g，姜半夏15g，黄芩15g，黄连5g，党参10g，干姜10g，红枣15g。7剂，水煎服，日1剂，分3次饭后服。

2019年11月9日二诊，患者服药后，症状明显改善，阴部溃疡已基本愈合，舌质红，舌苔较前变薄，继用上方10剂，5/2服法。

患者服甘草泻心汤共60余剂，口腔及阴部溃疡已恢复正常，随访至今未见复发。

按：白塞病是一种全身性的慢性血管炎性病变，临床表现同中医之狐惑病。方中甘草为黏膜保护剂，长于长肌肉，黄芩、黄连清热除烦，安神定志，党参、半夏、干姜、大枣可以健脾和胃气。本方对于体质较好，内热较重，伴有焦虑烦躁的白塞病患者有较好的疗效。笔者曾跟师黄煌教授，每见其应用甘草泻心汤原方治疗本病而获佳效。黄老师说："甘草泻心汤可以看作是一个治疗白塞病的常规用方，而且一般用原方。

原方最有效，因为我也治疗很多患者，有的时候加加减减越多越糟糕，最后还是原方最有效。"笔者学习老师之法，用于临床多验。

71. 温经汤治疗干燥综合征案

黄某，女，54岁，2019年5月21日初诊。

口干、眼干1年余。经某三甲医院诊为干燥综合征，经中西药物治疗未见明显改善。

刻诊：患者肤白体瘦，160cm，45kg，冬天手足裂口，手足易冷，冬天尤甚，指甲易起毛刺，平时皮肤干燥，无汗，晨起口苦口干，欲热饮，饮亦不多，食欲可，大便2天1次，先干后溏，眼周色斑，眼睑稍有充血。腹无压痛，舌质微红，苔薄腻，脉沉细。月经周期提前3～5天，经量少。实验室检查：2019年5月6日查CCP 72.9AU/mL，抗SS-A52K抗体（SS-52K）+，抗SS-A60K抗体（SS-60K）+。2005年行胆囊切除术（胆结石）。

诊断：干燥综合征。

处以温经汤加减：吴茱萸5g，当归10g，川芎10g，白芍10g，党参10g，桂枝10g，阿胶8g（烊化），生姜6g，牡丹皮10g，甘草10g，天花粉15g，麦冬30g。7剂，水煎服，日1剂。

2019年6月6日二诊：患者口干、眼干、睡眠均好转。上方改天花粉20g。7剂，水煎服，日1剂。

2019年6月13日三诊：口干、眼干明显改善，睡眠好，大便通畅日1次，舌质淡红苔白，脉沉。上方改天花粉为15g，麦冬15g，7剂，免煎颗粒，每次1袋，每天2次，开水冲服。

以温经汤加减共服药近百剂，患者口干、眼干、皮肤干燥诸症均消失。

按：干燥综合征是一种慢性炎症性自身免疫病，主要影响外分泌腺，如泪腺和唾液腺，以口干燥症和干燥性角结膜炎为主要临床表现，病情发展可累及多个器官、系统。中医治疗多采用滋阴润燥的方法，但效果并不理想。本例患者肤白体瘦，冬天手足裂口，指甲易起毛刺，皮肤干燥，属于黄煌老师所说的"温经汤体质"，故采用了温经汤加味，并按小柴胡汤方后的加减法，因渴去半夏加了天花粉，经过近百日的治疗，诸症终于缓解，此例也再次证明了辨方证辨体质的重要性，切不可仅仅见症治症。

72. 解郁除烦活血汤治疗胸腹皮肤痛案

储某，男，45岁，2019年8月20日初诊。

吹风后胸腹部皮肤痛1年余，曾做心电图、心脏彩超及冠脉造影未发现异常，久服中西药物及针灸治疗未效。

刻诊：患者体质较壮，面部有白癜风，触之胸腹部局部皮肤凉，手足热，不易出汗，时吐清水，大便日1次，较为顺畅，有脂肪肝病史，舌质暗苔厚腻，舌底红，脉沉弦。

处以解郁除烦活血汤：枳壳15g，白芍15g，柴胡15g，甘草10g，半夏15g，厚朴15g，茯苓15g，紫苏梗15g，栀子10g，黄芩10g，连翘15g，当归10g，川芎10g，桃仁10g，红花10g。5剂，水煎服，日1剂。

2019年8月26日二诊：皮肤未痛，胸腹局部仍凉，用手暖之舒服，有时易困倦，舌质暗淡苔白腻，脉沉弦，上方加麻黄6g，苍术10g。5剂，水煎服，日1剂。

2019年8月31日三诊：皮肤未痛，胸腹皮肤较前转暖，舌质淡暗苔白，舌底偏红。上方7剂以巩固疗效。

按：患者胸腹部皮肤吹风则痛达1年之久，经多方检查未能确诊，中西药物杂投而未见效，患者心理压力很大。详审其体格较壮，并无虚象，胸腹虽冷而手足热，舌暗红而苔腻，显为郁热在里而阳气不能外达所致。所用处方为黄煌老师的三张经验方即解郁汤、除烦汤与活血汤的合方。方中四逆散可调气，当归、川芎、桃仁、红花活血，黄芩、栀子、连翘清其内热，半夏厚朴汤理气化痰，可解除胸腹异常感觉，诸药合用，气血痰郁共调，仅一诊疼痛即止，实出意料。

73. 芍药甘草汤治疗不安腿综合征案

宋某，女，49岁，2018年10月22日初诊。

近1年来两小腿经常出现酸、麻、胀、似痛非痛之感，有时莫可名状，有时抽筋，有时有触电样感觉，工作时稍减，休息时加重，拍打按摩后稍有缓解。曾在某医院神经科诊断为不安腿综合征。经中西药治疗效差，后经朋友介绍前来就诊。

刻诊：患者体瘦，面色青黄，有焦虑貌，双下肢活动正常，腹诊腹肌紧张，按压双侧腓肠肌亦感紧张，头晕乏力，患者常坐立不安，因小腿无处放而影响睡眠，食欲稍差，大便干结如粒，舌淡红中间有裂纹，苔薄，脉弦细。

证属肝血不足，筋脉失养。治以养血柔肝，缓急舒筋。

处以芍药甘草汤：白芍45g，甘草15g。5剂，水煎服，日1剂。

2018年10月28日二诊：服药后诸不适症状明显改善，夜能安寐，大便较前通畅，继用上方，共服25剂痊愈。

按：芍药甘草汤出自《伤寒论》，原方用于治疗"脚挛急"。黄煌老师认为，适合应用芍药甘草汤的人群有以下特征：体型胖瘦皆有，但多肌肉坚紧，尤其是腹壁肌肉比较紧张，按之比较硬；下肢疼痛，站立行走屈伸困难者多见，疼痛多为阵发性、针刺样或电击样；或下肢抽筋，或下肢冰冷、麻木，或下肢浮肿，或下肢皮肤溃疡，足底皲裂等。易肌肉痉挛，易腹痛，易便秘，大便多干结如粒。本例患者腹肌、双侧腓肠肌紧张，大便干结如粒，故选用了芍药甘草汤，大剂芍药甘草汤可促进下肢血液循环，缓解经脉的拘急，经过一段时间的服用，诸症消失而愈。

74. 桂枝茯苓丸合三物黄芩汤治疗手足心烦热案

李某，女，50岁，2016年5月3日初诊。

手足心烦热10余年，严重时常难以入寐，有时冬季尚需用凉水泡手足。曾服知柏地黄丸等滋阴降火药无数，症状未见明显好转。患者饮食二便可，月经量少色黑，带下色黄。

刻诊：体型中等，面色红，双下肢皮肤干燥，有小毛细血管扩张，舌质暗红，苔薄稍腻，脉沉。

证属瘀血夹内热。

处以桂枝茯苓丸合三物黄芩汤加减：桂枝10g，茯苓10g，牡丹皮10g，赤芍10g，桃仁10g，生地黄60g，黄芩15g，苦参10g，黄连5g，地骨皮30g，白薇10g。3剂，免煎颗粒，每次1袋，每天2次，饭后冲服。

2016年5月7日二诊：患者手足心热好转，晚上睡醒后仍热，但已不烦躁，继用上方6剂。后患者携家人过来看病，谓其手足心烦热已除。

按：手足心热临床非常常见，以往囿于"阴虚则五心烦热"，常采用滋阴清热之方如六味地黄丸、知柏地黄汤等，获效者少。后来学习经方后才重新研习《金匮要略》中治疗手足烦热之良方——三物黄芩汤。患者面色红，双下肢皮肤干燥，有小毛细血管扩张，舌质暗红等均为应用桂枝茯苓丸的指征，故合用之，舌红与烦均为黄连证，加地骨皮与白薇可以加强本方清热之力。

75. 猪苓汤治疗血尿案

张某，女，36岁，2018年10月29日初诊。

患者诉反复出现血尿已有3年之久，曾用多种抗生素及清热利湿中药效果不佳，时轻时重，此次发现肉眼血尿3天，伴有尿频，尿急，尿道灼热疼痛。

刻诊：面色红，微胖，脱发，右肩痛，口干，刷牙时常有出血，腹软无压痛，大便可，舌质红，舌尖有瘀点，苔白腻，脉沉数。

处以猪苓汤加味：猪苓10g，阿胶8g，滑石15g，茯苓15g，泽泻15g，栀子10g。5剂，免煎颗粒。

2018年11月4日二诊：血尿、尿频、尿急已无，尿道亦无灼痛感，大便稍干，舌质微红，苔白腻，脉沉。上方加酒大黄6g。5剂，免煎颗粒。

半年后患者领家人过来看病，询及血尿一事，诉已愈，至今未再发。

按：黄老师治热证之泌尿系感染，常用猪苓汤，加栀子亦为其常用之加减法。伴有尿路结石、腰腹痛者，黄老师多合用四逆散，伴发热者，常合小柴胡汤，伴有湿疹或盆腔炎者，常加连翘、栀子、黄柏。猪苓汤是《伤寒论》治疗淋证的专方，其方证为小便不利，涩痛、尿血、渴欲饮水及心烦不得眠等。余以前治疗本病多采用八正散或小蓟饮子，效失参半，自跟师学习后，常治以上法，取效甚捷，诚良法也！

76. 黄芩汤治疗蛋白尿血尿案

李某，男，14岁，2019年5月11日初诊。

患者母亲诉，发现其子蛋白尿、血尿及血尿酸升高1年。患儿于1年前因摔跤后体检发现有尿蛋白、尿潜血及血尿酸升高，经中西医多方治疗效果不佳。

刻诊：患儿体瘦肤黄，唇红，眼睑充血，大便日2次，略稀，腹肌紧张无压痛，舌质红，苔薄少，脉沉。2019年5月11日实验室检查：尿蛋白2+，潜血2+，红细胞110.5/μL，血尿酸573μmol/L。

处以黄芩汤加味：黄芩12g，白芍20g，生甘草10g，大枣20g，生地黄30g，阿胶6g，百合30g。7剂，免煎颗粒，每次1袋，每天2次，饭后服。

2019年5月18日二诊：患儿母亲诉感觉患儿精神状态好转，眼睛较以前有神。实验室检查：尿蛋白-，潜血+-，红细胞16.5/μL。继用上方7剂。

2019年5月26日三诊：查尿蛋白-，潜血+-，血尿酸496μmol/L，眼睑较前变淡，舌质红苔薄，脉沉，上方7剂。

2020年5月3日偶遇患儿母亲，诉患儿目前状况良好，潜血已转阴。

按：黄芩汤是黄煌老师最喜欢应用的处方之一，本人跟师时常见其应用本方治疗痛经、口腔溃疡等多种疾病。黄老师认为应用黄芩汤最重要的是要看患者的黏膜，黏膜一定是处于一种充血的状态，如唇红（黄芩唇）、眼睑充血、舌红等。本患儿的黏膜状态符合应用黄芩汤的指征，故毫不犹豫选择了黄芩汤。地黄与阿胶是经典的止血药，患儿尿中有潜血，故用之。百合的有效成分是秋水仙碱，可以降低血尿酸，故加之。患儿素体较弱，有哮喘病史多年，医者谓其体虚，令其常服玉屏风颗粒及紫河车粉，体检发现蛋白尿、血尿后，亦未间断。患儿的蛋白尿、血尿及血尿酸的升高是否与此有关，不得而知，但患儿内热如此之重还滥服补药肯定是有问题的。

77. 桂枝茯苓丸合猪苓汤治疗小便灼痛案

易某，女，72岁，2016年5月1日诊。

小便灼痛不利5个月余，曾到多家医院就诊，查血尿常规、肝肾功能等均未见异常，曾服用多种中西药物未见明显好转。

刻诊：患者饮水较多，来诊时手中拿一特大号水杯，里面泡的有菊花、枸杞子等中药，边叙述病情边喝水。患者平时易上火牙龈肿痛，畏风寒，冬天双足易冷。查其唇略红，双下肢有明显小毛细血管扩张，舌质微红苔薄，脉沉。

处以桂枝茯苓丸合猪苓汤：桂枝10g，牡丹皮10g，赤芍10g，桃仁10g，猪苓6g，茯苓10g，泽泻15g，滑石15g，阿胶10g。5剂，免煎颗粒，每次1袋，每天2次，空腹服。

2016年5月6日二诊：此次患者来诊时未拿水杯，自述服药3剂后小便已不灼热，现小便已通畅。继用上方5剂。

随访至今，未再复发。

按：小便热烫不利，老年人比较多见，西医检查大多无阳性发现，但患者痛苦异常。本例患者上有口渴，下有小便灼热而不利，当为猪苓汤证。患者易上火，牙龈肿痛，足冷及腿征为桂枝茯苓丸证，故处以二者合方，效果之快，确为始料未及，此例再次验证了黄煌老师所强调的方证对应的科学性和实用性。

78. 五苓散治疗尿频案

贺某，女，42岁，2019年10月20日初诊。

尿频伴口渴3年余。3年前阑尾炎手术后出现尿频，白天近20次，晚上4～5次，每次量不多，口渴，而不敢多饮，多饮则胃胀，小便色白，无尿急、尿痛，曾口服多种中西药物，尿频及口干未见明显改善。经朋友介绍前来就诊。

刻诊：患者精神疲惫，尿频症状同上，每次量不多，口渴，不敢多饮，口不苦，无尿急、尿痛，大便不成形，舌胖大，苔白腻，脉沉细。查血常规、尿常规、泌尿系彩超均无异常。

证属水饮内停，气化不利。治宜温阳化饮。

处以五苓散：桂枝10g，茯苓15g，猪苓15g，泽泻25g，白术15g。7剂，免煎颗粒，每次1袋，每天2次，开水冲服。

2019年10月28日二诊：药后患者小便次数明显减少，白天约10次左右，晚上2次，上方14剂继服。

3个月后随访，患者告知药后小便已恢复正常，故未再复诊。

按：五苓散是仲景调节体内水液代谢的一首方剂，常常以"口渴而小便不利"为特征。黄煌老师认为其适用人群：体型不一，胖瘦均有，特征是口渴，渴感明显，茶杯不离身，常喝热水润口，喝多胃内不适；舌胖大，舌质嫩边齿痕，苔白厚腻或水滑苔；上腹部不适，容易吐水或涎沫，胃内振水音，或明显肠鸣音，腹泻或大便不成形，饮冷或进食瓜果易于腹泻；小便量少，色黄不畅，欲尿而不得出，或浮肿，或体腔积液；头晕头痛，走路不稳，畏光，眼花缭乱，或复视，心悸脐跳；皮肤黄，缺乏光泽，易浮肿，多汗，易渗出，多水疱；醉酒、味精滥用、保健品滥用者以及代谢障碍者多见。本例患者上有口渴不敢多饮，下有小便频数，且具有舌淡胖苔白腻等水湿内停之证，故处以五苓散温阳化气，气化正常则小便恢复正常。假如患者舌红苔黄，小便灼痛则非本方所宜。

79. 四逆散合桂枝茯苓丸治疗尿频案

江某，女，56岁，2019年6月12日初诊。

尿频已有10余年之久，白天约半小时小便1次，晚上达6～7次之多，常常影响睡眠，其最怕者则是出门坐车。曾服中西药物治疗未效，后到某医院住院治疗，院方认为与妇科有关，但经手术治疗亦未见明显效果。冬天怕冷。

刻诊：患者体型中等，面色黄而稍有暗红，面部色斑，眼睑淡，唇暗，偶有燥热汗出，平时汗少，头有时不自主摇动，无疲劳感，诉前来看病时坐车途中下车解小便1次，小便无涩痛，上火或劳累后尿频易加重，时有腰痛，小腿稍肿，有毛细血管扩张，手足心热，口渴，喜温饮，但又不敢喝，时有口苦，入睡难，醒后再难入睡，腹部充实紧张，左右少腹稍有压痛，舌质暗淡苔白腻，舌有瘀点，脉沉。

处以四逆散合桂枝茯苓丸：枳壳15g，白芍30g，柴胡15g，甘草10g，肉桂10g，茯苓15g，牡丹皮15g，赤芍15g，桃仁15g。7剂，水煎服，日1剂。

2019年6月19日二诊：此次来就诊途中坐车未解小便，白天小便次数明显减少，约2小时1次，晚上小便减为2次，久坐劳累后易腰痛，腿肿稍减，上方加菟丝子20g，7剂。

2019年6月26日三诊：小便基本恢复正常，晚上小便仅1次，二诊方10剂继服以巩固疗效。

按：尿频一证，临床多见，有肾虚者，有精神紧张者，亦有体内有湿热者。肾虚者多见于中老年人，尿频而量多，常可采用肾气丸或缩泉丸等治疗。精神紧张多见于小儿及中青年人，症状在考试前、坐车外出前加重，常可采用四逆散加减治疗。湿热者，多伴有小便涩痛而不利，可采用导赤散或猪苓汤等加减治疗。本例患者平时精神紧张，越出门越想尿，腹肌紧张，小便无涩痛，故采用四逆散。患者面色暗红，少腹压痛及舌暗有瘀点，提示有瘀血的存在，故加桂枝茯苓丸活血以改善少腹部的血液循环。二诊久坐或劳累后腰痛，及劳累后尿频加重，考虑有肾虚的存在，故加菟丝子补肾填精以缩尿。10年顽疾，不足1个月而愈，患者满意地说："终于敢坐车出门了！"

80. 桂枝加龙骨牡蛎汤治疗小儿遗尿案

王某，男，8岁，2018年5月6日初诊。

其母代诉：患儿从小至今经常尿床，曾多处求医，服用补肾缩尿等中药上百剂，时轻时重，并未从根本上改善。

刻诊：患儿面白体瘦，双目有神，胆小，易受惊吓，晚上多梦，恶风，易汗出。腹诊：脐跳明显，腹肌稍有拘急，无压痛。舌质淡，苔薄白，脉浮缓。

治以桂枝加龙骨牡蛎汤：桂枝15g，白芍15g，甘草10g，生姜10g，大枣20g，生龙骨15g，生牡蛎15g，7剂，免煎颗粒，每次1袋，每天2次，开水冲服。另用猪膀胱1个，加少量油盐，炖汤，吃肉喝汤，每周吃1个。

2018年5月14日二诊：患儿母亲诉，患儿服药5剂后即未再遗尿，睡眠好转，汗出亦明显减少。上方7剂继服。食疗方继续。

2019年11月6日患儿因咳嗽前来就诊，问及其遗尿情况时，患儿母亲说上次药后即愈，未再复发，后又吃了7个猪膀胱以巩固疗效。

按：遗尿之症，临床大多责之肾虚，因肾司二便，但患者久服补肾之品而未获明显效果。患儿肤白体瘦，恶风易汗，是黄煌老师所讲的典型的桂枝体质，脐跳明显是应用龙骨、牡蛎的指征，故采用了桂枝加龙骨牡蛎汤。用猪膀胱炖汤的食疗方，有以脏补脏，同气相求之妙，对遗尿的恢复有一定帮助。

81. 麻杏甘石汤加味治疗小儿遗尿案

刘某，男，8岁半，2021年1月10日初诊。

家长代诉：患儿从小即尿床，很少间断，近日发作频繁，每晚都尿，曾到北京、武汉等多家医院治疗未见明显改善，后经朋友介绍前来就诊。观其所服处方，大多为补肾收敛之方如桑螵蛸散、缩泉丸、参苓白术散等。

刻诊：患儿体格健壮，面色微红，毛发浓密，唇红，咽部充血，舌质红苔厚腻，脉沉。

处以麻杏甘石汤加味：生麻黄8g，杏仁10g，甘草8g，生石膏24g，黄芩10g，生薏苡仁30g，竹茹10g，桑螵蛸10g。7剂，免煎颗粒。

1周后患儿母亲在微信上问："孩子服药后未再尿床，家里还有两袋药，还继续吃吗？"我告诉他吃完停药观察，如果再尿再过来看。

3个月后随访，患儿遗尿未再复发。

按：遗尿一症，幼儿多见，年稍长者较少见，见到遗尿，常常让人想到"肾司二便""肾主水液"，而从肾论治，在跟黄老师学习之前我也是走的这个思路，效者寡，不效者众，但终究不得其解。跟师学习后，常从辨体质、辨方证入手，效果有了明显的提高。本例患儿体格健壮，面色微红，毛发浓密，唇红，咽部充血是适合吃麻杏甘石汤的体质。患儿唇红，咽部充血，故加黄芩以清热，舌苔厚腻故加生薏苡仁、竹茹以化痰湿，加桑螵蛸者，欲使其缩尿也，实属未脱"肾司二便"之窠臼，此药可能属于多余，下次再遇此证当去之。有的老师认为本方最核心的药物是麻黄，它可以把熟睡的孩子叫醒，从而治疗遗尿，当亦为确论。

82. 荆芥连翘汤治疗泌尿系感染案

黄某，女，30岁，2019年11月3日初诊。

反复发生泌尿系感染3年余。曾多次住院治疗未能治愈，口服清热利湿中药如八正散、三金片等可暂时缓解。

刻诊：患者体型偏瘦，肤白透红，面颊有痤疮，有油光，头发乌黑发亮，眼屎多，唇红。现尿频，尿痛，小腹胀痛，寐差梦多，口臭，偶有牙龈出血，有脚气，白带量多色微黄，月经量多，有血块，经来有痛经。妇科检查有宫颈糜烂，查尿常规：尿潜血2+、白细胞2+，舌质红苔微黄，脉滑数。

处以荆芥连翘汤：柴胡10g，荆芥15g，防风10g，枳壳10g，生甘草5g，薄荷5g，连翘15g，当归10g，川芎10g，白芍10g，生地黄

15g，黄连 3g，黄芩 10g，栀子 10g，黄柏 10g，桔梗 10g，白芷 10g。5剂，免煎颗粒，每次 1 袋，每天 2 次，饭后开水冲服，5/2 服法。

2019 年 11 月 10 日二诊：药后尿频减轻，已无尿痛，小腹已不胀，痤疮减轻，头面部油减少，唇红，舌质红苔微黄，脉滑。因患者复诊不便，原方 15 剂，5/2 服法。

2021 年 3 月 10 日领其母亲过来看病，问及其泌尿系感染一事，患者说服完药后小便已无不适，查尿常规已恢复正常，故未再服药，至今未再复发。

按：荆芥连翘汤是黄煌老师应用较多的一首处方，该方是日本一贯堂医学的经验方，是青年人腺病体质的调理方，有散风理气和血，泻火解毒之功，适用于以红、肿、热、痛为特征的头面部疾病及热性体质的调理。黄煌老师认为本方的适用人群为：青年女性，多见面色潮红或红黑，或浅黑色，也有白里透红者，有油光，头发乌黑油亮，唇红饱满，咽喉充血，舌红，眼睑红；胸胁部有抵抗感或压痛，腹肌较紧张；容易烦躁、焦虑或抑郁，容易失眠或嗜睡、头痛头昏、乏力怕冷等；易患痤疮、咽痛、扁桃体肿大、鼻塞流浊涕、疱疹、口腔溃疡、牙龈出血、鼻衄、耳聋耳鸣、淋巴结肿大、皮肤瘙痒、晨僵等。女性多月经周期短，量中等偏多，黏稠有血块，带下黄，易痛经，易有宫颈炎、宫颈糜烂、阴道炎等妇科炎症；男子多见汗多汗臭、脚癣。

患者久用抗生素及清热利湿之中药只能暂时缓解，究其原因，恐为体内湿毒过重所致，不改变体质则很难治愈。患者肤白透红，面有痤疮，油光发亮，唇红，眼屎多，是典型的荆芥连翘汤体质，故处以本方从调体入手，终获痊愈。治疗泌尿系感染，笔者亦常采用猪苓汤和瓜蒌瞿麦丸，猪苓汤主要用于水热互结之尿频、尿急、尿痛，多面色黄白，浮肿貌，口渴多汗，有的伴有睡眠差、贫血等，与荆芥连翘汤体质有明显差异。瓜蒌瞿麦丸主要用于治疗伴有阳虚的泌尿系感染，舌质多淡，伴有水肿，小便不利等。

83. 黄芩汤治疗痛经案

华某，女，22岁，2019年11月2日初诊。

主诉：经行腹痛5年余，每次来月经均要吃止痛药。

刻诊：体型偏瘦，唇红，眼睑充血，头面部油脂分泌旺盛，面部有痤疮散发，色红，每次来月经第一二天腹痛，有血块，经量较多，色鲜红，末次月经10月7日，舌质红，苔薄，脉沉滑。

证属郁热痛经，治宜清热缓急。

处以黄芩汤：黄芩10g，白芍30g，甘草10g，大枣20g。7剂，免煎颗粒，每日1剂，分两次饭后开水冲服。

2019年11月9日二诊：本次月经11月5日，痛经明显好转，痤疮减少，上方10剂，5/2服法。

半年后随访得知痛经未发。

按：患者唇舌红，眼睑红，黏膜处于一种充血的状态，是黄煌老师所讲的黄芩证。经色红，头面油多伴有痤疮均提示患者体内有郁热，故辨为郁热痛经。方中黄芩有良好的清热作用，芍药甘草汤可缓急止痛，大枣味甘，亦有缓急止痛之效。临床体会，黄芩汤对热性痛经有较好的效果。

84. 五积散治疗痛经案

杨某，女，29岁，2019年5月10日初诊。

经行腹痛2年余。每于经前3～4天即小腹冷痛，得热则痛稍减，严重时影响工作，经行量少，色紫暗，有血块，畏寒怕冷，食欲差，腹胀，大便溏。

刻诊：患者体胖，面色黄暗，皮肤粗糙干燥，面部有痤疮，身体困重，舌质淡红，苔白厚腻，脉沉紧。详询起病之因，缘于两年前正来月经时淋雨受凉。

证由淋雨感寒，经血为寒湿凝滞。治宜温经散寒，除湿止痛。

方用五积散：白芷10g，川芎10g，甘草6g，当归10g，茯苓10g，肉桂 6g，白芍 12g，半夏 10g，陈皮 10g，枳壳 10g，麻黄 10g，苍术 10g，干姜 6g，桔梗 10g，厚朴 10g。7 剂，水煎服，日 1 剂。

用药 5 剂后月经至，小腹冷痛大减，经量较前增多，色暗红，血块较少。后每于经前服原方 7 剂，连服 3 个月经周期，痛经基本消除。

随访半年未再复发。

按：痛经，有因于寒者，有因于热者，有因于瘀者，亦有因于虚者，治疗所用之方亦迥异。患者体胖，面色黄暗，皮肤粗糙干燥，面部有痤疮，身体困重，其体型属于黄煌老师所说的"土豆型"，是典型的五积散人，故选用了五积散原方。从体质入手是我们选方用药的一个捷径。详询本例患者因于经期冒雨受寒所致，寒湿客于冲任胞中，以致经血凝滞不畅。《傅青主女科》说："夫寒湿乃邪气也，妇人有冲任之脉居于下焦……经水由二经而外出，而寒湿满二经而内乱，两相争而作疼痛。"五积散是由麻黄汤、当归芍药散、二陈汤、平胃散等方加减组成，不仅可以散寒除湿，还能活血止痛，对于因受寒而致的痛经的确有明显效果。

85. 吴茱萸汤治疗痛经（子宫腺肌症）案

张某，女，38 岁，2019 年 8 月 13 日初诊。

主诉：痛经 3 年，且进行性加重，经量少，来月经当天即腹痛甚，伴有胃痛、呕吐、头痛、身痛，且冒冷汗，某三甲医院诊为子宫腺肌症。

刻诊：患者肤白微黄，体瘦，唇淡，寐差，大便 1～2 天 1 次，少腹稍有压痛，舌质淡苔稍腻，脉沉细。末次月经 8 月 5 日，有血块，色黑。彩超示：子宫肌瘤 5cm×7cm，卵巢囊肿。

诊为痛经（子宫腺肌症）。

处以吴茱萸汤合芍药甘草汤：吴茱萸 10g，党参 10g，大枣 20g，生姜 15g，白芍 30g，甘草 10g。5 剂，免煎颗粒，每次 1 袋，每天 2 次，开水冲服。

2019 年 8 年 17 日二诊：药后小腹部似有胀感，腹肌紧张，舌质淡苔白，脉沉。上方加柴胡15g，枳壳15g，5剂，免煎颗粒。

2019年8月23日三诊：药后无不适，舌质淡苔白，脉沉细。

处以：吴茱萸10g，党参10g，大枣30g，生姜15g，白芍30g，甘草10g，柴胡15g，枳壳15g。5剂，免煎颗粒。

2019年8月30日四诊：时有寒热感，体温不高，月经将至，舌质淡苔白，脉沉细。处以：吴茱萸15g，党参15g，大枣30g，生姜15g，白芍45g，甘草15g，柴胡15g，枳壳15g。7剂，免煎颗粒。

2019年9月5日五诊（网诊）：9月3日月经至，量较前多，血块减少，疼痛减轻，腰稍痛，用暖水袋暖暖即可缓解。

处以：吴茱萸8g，党参10g，大枣30g，白芍30g，甘草10g，柴胡10g，枳壳10g，当归10g。7剂，水煎服。

2019年9月22日六诊（网诊）：近日有些上火，偶有口腔溃疡，腹痛轻微，头不痛，口唇稍干，手足热，皮肤干燥，手足裂口，大便次数稍多。

处以温经汤加减：吴茱萸5g，当归10g，川芎10g，白芍10g，党参10g，桂枝10g，生地黄15g，生姜10g，牡丹皮10g，甘草10g，半夏10g，麦冬15g。10剂，水煎服，日1剂。

2019年11月30日患者微信告知：又按上方自服了二十余剂，痛经未再发作，月经量较前明显增多，气色也较前红润了许多。

按：痛经临床常见，多治以温阳散寒或活血化瘀之法。子宫腺肌症临床较为难治，多为痛经进行性加重，常使患者难以忍受。本例患者查为子宫腺肌症，长期忍受疼痛之煎熬。患者腹痛胃痛伴呕吐头痛，舌淡苔白，脉沉细，考虑为肝寒犯胃之吴茱萸汤证，因其痛甚，故合用了缓急止痛的芍药甘草汤。二诊据其腹胀、腹肌紧张而合用了四逆散。服药后9月3日再来月经时疼痛明显减轻。六诊据其唇口干燥，手足烦热而处以温经汤加减，以改善其体质，顽固痛经终获缓解。

86. 当归四逆汤合当归芍药散治疗痛经案

王某，女，35岁，2019年3月18日初诊。

自来月经之始即痛经，并逐年加重，严重时影响工作，痛不欲生，以前曾吃元胡止痛片或乌鸡白凤丸等尚能缓解，近年来，服上药无效，并经多方治疗，未见明显好转。

刻诊：患者体型偏瘦，面色黄，有黄褐斑，腹软，平素手足冷，来月经时小腹及腰部均冷甚，腹诊两侧少腹均有压痛，舌质淡苔白腻，脉沉细。

处以当归四逆汤合当归芍药散：桂枝20g，肉桂10g，白芍30g，甘草15g，大枣30g，通草6g，吴茱萸6g，当归15g，川芎15g，白术15g，茯苓15g，泽泻15g，细辛6g。7剂，免煎颗粒，每次1袋，每天2次口服。

2019年3月26日二诊：患者诉当天服药4袋，晚上痛经明显减轻，服完3剂药后，疼痛即止。继服上方10剂，5/2服法。

半年后随访，患者痛经未发。

按：应用当归四逆汤合当归芍药散治疗痛经学自《经方论剑录2》，文中说："我（苏方达）用此方的指标也很简单：①桂枝体质，桂枝手，冬天手足冰凉。②当归脸，面色黄白或黄暗，有黄褐斑。③盆腔痛，小腹和（或）腰骶部有坠胀酸痛感，有明显压痛，痛经，受寒加重。这张方还可以治疗头痛、乳房刺痛、坐骨神经痛，但要有上述三点基本指标存在。"患者以上3点都具备，故处以当归四逆汤合当归芍药散，患者愈病心切，加倍剂量而获速效。后遇数例类似患者，亦采用此法而获效。

87. 温经汤治疗闭经（多囊卵巢综合征）案

王某，女，25岁，2019年10月27日初诊。

月经稀发3年，末次月经4月6日，月经量少，来时轻微腹胀，有痔疮，时有痒痛，阴道痒。

刻诊：患者体瘦脸方，唇口干燥，舌质微红苔稍腻微黄，脉沉。

处以八味活血汤加味：枳壳15g，白芍15g，柴胡15g，甘草5g，当归15g，川芎15g，桃仁10g，红花10g，黄芩10g，败酱草30g。7剂，水煎服，日 1 剂。

2019 年 11 月 13 日二诊：月经未至，白带色稍有褐色，无不适感，大便日 1 次，舌质微红苔薄，脉沉。彩超示：子宫内膜偏薄，双侧卵巢符合多囊样声像改变。

处以温经汤加减：吴茱萸 5g，当归 10g，川芎 10g，白芍 10g，党参 15g，桂枝 10g，生姜 10g，牡丹皮 10g，甘草 10g，半夏 10g，麦冬 20g，菟丝子 15g，熟地黄 15g，7 剂，水煎服，日 1 剂。

2019 年 11 月 21 日三诊：月经未至，舌质淡红苔白，脉沉。上方去菟丝子、熟地黄，加阿胶 8g，麻黄 5g，7 剂免煎颗粒，每次 1 袋，每天 2 次，饭后冲服。

2019 年 12 月 3 日四诊：月经已于 11 月 25 日至，量少，5 天净，继用上方 15 剂，5/2 服法。

2019 年 12 月 30 日五诊：月经至，量可。嘱患者每周服上方 2 剂，长时间服用。

2020 年 6 月 10 日随访，患者月经基本正常，嘱停药观察。

按：多囊卵巢综合征的患者临床较为常见，多表现为月经稀发或闭经，治疗起来有一定困难。初诊时先入为主，以为患者月经稀发与瘀血有关，故处以黄煌老师的经验方八味活血汤，但未见效。二诊时据其体瘦，唇口干燥诊为温经汤证，但服温经汤（因阿胶价格太高而用菟丝子、熟地黄代替）7 剂，亦无变化。根据黄煌老师的经验，三诊时采用了麻黄温经汤，并用了阿胶以养血。服至第 5 剂时月经至，但量较少，麻黄温经汤断断续续服用达半年之久，月经基本恢复正常。

88. 当归生姜羊肉汤治疗闭经案

王某，女，21 岁，学生，2018 年 10 月 20 日初诊。

月经已停 1 年余。患者 13 岁初潮，50～60 天左右一行，色淡，量少，1～2 天即净，末次月经是 2017 年 8 月。

刻诊：患者体瘦，面色黄白憔悴，畏寒身冷，四肢不温，感觉小腹冰凉，困倦乏力，带下清稀，大便溏，舌质淡，苔薄白腻，脉沉细。

证属血虚寒凝，治宜补血温中散寒。

处以当归生姜羊肉汤：当归60g，生姜150g，羊肉250g。5剂。

用法：上三味，加水2500毫升，可放入少许葱、酒、盐等调料，煎取1000毫升，吃肉喝汤，每次温服250毫升，日服两次，两天服完，停两天再服第2剂。

2018年11月11日二诊：服药5剂后，患者面色较前红润，体力好转，小腹冷消失，手足转温，白带减少，月经已于昨日来潮。嘱月经净后继服5剂（每周吃1剂），以资巩固。后经随访，月经基本正常。

按：患者平时月经量少错后，且面色黄白憔悴为血虚之象，是使用当归的指征，患者形寒肢冷，带下清稀等寒象是使用生姜之证。羊肉辛热，具有较好的温阳散寒，补养气血之功，用于此类患者最为恰当，正如《素问·阴阳应象大论》所说："形不足者，温之以气；精不足者，补之以味。"服用当归生姜羊肉汤，可使气血充，阴寒散，月经自潮。根据黄煌老师经验："原汤液略苦涩，或可放入葱、酒、盐等调料，煮至肉烂，食用。"笔者应用本方时，常加一些调料，患者反应口感极佳。

89. 五积散治疗闭经案

邓某，女，23岁，2019年7月12日初诊。

停经8个月。月经初潮于13岁，期、量、色、质尚可。

刻诊：患者体胖，面色黄暗，头昏沉，困倦乏力，四肢欠温，双下肢稍有水肿，胸闷恶心，纳呆乏力，大便溏，带下量多，色白质稀，舌淡胖，苔白厚腻，脉沉。曾服血府逐瘀汤、桂枝茯苓丸等未效。查妇科彩超未见明显异常。

诊为闭经，证属寒湿内阻。宜温经散寒，燥湿祛痰。

处以五积散：白芷10g，川芎10g，甘草6g，当归10g，茯苓10g，肉桂6g，白芍12g，半夏10g，陈皮10g，枳壳10g，麻黄10g，苍术20g，干姜6g，桔梗10g，厚朴10g。7剂，免煎颗粒，每次1袋，每天2次，饭后服。

2019年7月19日二诊：药后患者月经未至，头昏沉已无，精神状态较前改善，水肿消失，白带减少，此寒湿衰减之佳兆，上方7剂继服。

2019年7月26日患者微信告知昨晚月经已至，月经量少，稍有腹痛，嘱中药暂停。嘱其月经过后仍用原方，每天口服1袋，继服。8月24日月经又至。遂停药。

后随访，月经一直较为正常。

按：治疗闭经，医者多喜用活血化瘀法，但本例患者久用活血化瘀之剂而乏效。详审患者体胖而面黄，水肿而带下量多，困倦而肢冷，显为寒湿之象，属于黄煌老师所讲的五积散人，故处以五积散，散寒湿而活血脉，取得了较好的效果。

90. 黄芩汤治疗不孕症案

刘某，女，33岁，2018年5月12日初诊。

备孕3年未果。实验室检查未见异常。末次月经2018年4月20日。平时月经量少，面部有少量痤疮，有一次胚胎发育不良史。

刻诊：患者肤白体瘦，眼睑充血，唇红，口干口苦，易怒，测脐温38.8℃，口温38℃，额温37.2℃，舌质红，苔白，脉弦数。

诊为不孕，证属内有郁热，治以清解郁热。

处以黄芩汤：黄芩15g，白芍20g，甘草10g，大枣15g。5剂，免煎颗粒，每次1袋，每天2次，饭后服。

2018年5月17日二诊：口干口苦好转，未再发怒，脐温37.8℃，口温37.5℃，额温37℃，舌质红苔薄，脉弦。上方10剂，5/2服法。

2019年7月10日患者因腰痛而来就诊，诉上次药服完后查尿HCG阳性，故未再就诊，并足月顺产一女婴。

按：患者肤白体瘦，唇红，眼睑充血，属于有内热体质，测量不同部位的温度，学自恩师黄煌教授，脐温38.8℃是小腹中有内热的指征，提示下焦可能有炎症的存在，温度过高可能不适合胚胎的生长发育，故患者曾出现过胚胎发育不良的病史。二诊时患者各部位的温度均有下降，证明患者体内的邪热已得到了部分清解，同时患者的诸多不适症状也得到了改善，为受精卵着床发育创造了有利条件。实践证明，黄芩汤对内热重，脐温高的女性不孕患者有一定效果。有研究表明生殖系统炎症是导致不孕的一个重要因素，而黄芩汤具有良好的抗炎以及免疫调节作用。

91. 四逆散加味治疗乳腺增生症案

李某，女，65岁，2019年7月12日初诊。

主诉：双侧乳腺增生10余年。

刻诊：双侧乳腺有硬结，乳胀痛，时痛时止，近年来逐渐加重，服用痛舒片、小金丸等未效，双侧乳腺数字化X摄影：双侧乳腺增生症，右乳类团块，BI-RADS 3类，舌质暗淡苔薄，脉沉弦。

诊断：乳腺增生症（乳癖）。

处四逆散加味：白芍30g，甘草10g，柴胡15g，枳壳15g，王不留行30g，蒲公英30g，皂角刺10g，僵蚕10g，猫爪草10g，延胡索15g，生牡蛎30g，山慈菇8g，7剂，水煎服，日1剂。

2019年7月27日二诊：患者服药后乳痛已减90%，不按已不痛，舌质暗苔略厚，上方加薏苡仁30g，继服10剂以兹巩固。

按：乳腺增生症中医称之为"乳癖"，乳房为足阳明胃经和足厥阴肝经所过，故多与肝胃有关。有形之物与痰气血等瘀结有关，处方采用四逆散为主疏肝理气，王不留行、延胡索活血止痛，皂角刺、僵蚕、猫爪草、生牡蛎、山慈菇化痰软坚，诸药合用，气血痰并治，药证合拍，故取效甚捷。

92. 除烦汤加味治疗乳腺增生症案

赵某，女，46岁，2019年5月7日初诊。

患者是我一个学生的母亲，学生代诉：其母双侧乳腺胀痛已有多年，不能碰触，经前尤甚，彩超示：左侧乳腺结节，双侧乳腺多发囊性变，肝多发囊肿，左侧卵巢囊肿，右侧附件区囊肿。

患者因家远而未来就诊，从患者发来的照片看，形体略胖，面色稍有暗红，双眼布满血丝，眼睛干涩，舌质红有裂纹，苔薄。询之易疲劳，平时易怒，心情差，易悲伤，晨起口干口苦，大便黏不易冲净，日1次。

诊为乳癖（乳腺增生）。

处以除烦汤加味：栀子10g，黄芩10g，连翘15g，枳壳15g，半夏15g，厚朴15g，茯苓15g，紫苏梗15g，瓜蒌30g，生牡蛎30g，玄参15g，僵蚕10g，红花10g，10剂，免煎颗粒，每次1袋，每天2次，开水冲服。

2019年5月18日二诊：乳房胀痛显减，疲劳改善，精神、心情好转，眼红血丝减少，舌质红有裂纹，上方去半夏，加天花粉、皂角刺：栀子10g，黄芩10g，连翘20g，枳壳10g，白芍30g，甘草6g，柴胡15g，瓜蒌30g，生牡蛎30g，玄参15g，僵蚕10g，天花粉15g，皂角刺10g，红花10g。10剂。

2019年6月12日三诊：乳房已无胀痛，但仍口干，双眼干涩，微痛，喜闭目，仍时有悲伤感，大便已不黏，舌质微红，有裂纹。处以百合地黄汤合甘麦大枣汤加味：百合30g，生地黄60g，甘草10g，大枣30g，浮小麦30g，蝉蜕10g，石斛30g，菊花30g，生石膏30g，蒲公英30g，7剂，免煎颗粒。

2019年6月24日眼干涩显著改善，眼血丝明显消退，心情转佳，口干口苦已无，乏力改善，舌质红苔薄有裂纹。上方10剂。

按：本例患者为网诊病例，虽不能四诊合参，但据其面色舌象及症状，亦能窥其大概。

乳腺为肝经和胃经所过之处，故治疗亦多从肝胃入手。除烦汤是黄煌老师创制的一首清热除烦的良方，该方是半夏厚朴汤与栀子厚朴汤合方加味而成。适用于以胸闷、烦躁、腹胀为特征的患者。方中半夏厚朴汤可理气化痰，栀子、黄芩可清肝泻火，所加之瓜蒌、牡蛎、僵蚕、玄参、红花可增强本方化痰软坚散结及改善局部血液循环之力。二诊时患者症状改善，但仍口干眼干，故去半夏加天花粉以增液润燥。三诊时患者乳房胀痛已无，但感觉眼睛症状突出，仍有悲伤感，故处以大剂百合地黄汤合甘麦大枣汤滋阴润燥，缓急解悲，加清肝明目之品。后问及学生其母情况，言一切安好，未再难受。

93. 麻黄汤治疗阳痿案

余某，男，35 岁，2019 年 8 月 10 日初诊。

3 年前淋雨后出现阳痿，曾辗转多家医院诊治，效果欠佳。

刻诊：患者体型胖而粗壮，毛发浓密，面色黄暗，虽在盛夏，但很少出汗，手足不凉，说话时稍有鼻音，但无鼻塞，舌体微胖，苔白厚，脉浮而有力。患者就诊时所带来的处方有 40 余张，有补肾助阳的，有滋补肾阴的，有疏肝解郁的，有健脾养心的，还有活血化瘀的，但以鹿茸、海马、阳起石等壮阳药为多。我问他是否怕冷，他说比别人怕冷，不喜欢吹电扇和空调。

处以麻黄汤：麻黄 12g，桂枝 10g，杏仁 10g，甘草 6g，5 剂，水煎，饭后服，嘱服药后温覆取微汗。

2019 年 8 月 16 日二诊：从患者复诊时的表情我们知道麻黄汤应该是见效了。患者说服药当晚出了一些汗，睡的比较好，次日早上发现有晨勃，5 剂服完，已能完成房事，但硬度还不够，约为 3 年前的 70%。嘱原方再进 5 剂。

2019 年 11 月 2 日患者带其母亲过来看病时问及，患者说，服完后来的 5 剂药后功能已恢复正常，故未再就诊。

按：阳痿一病，临床较为常见。一般来说，中医认为"肾开窍于耳和二阴"，肝之经络，"挟阴器抵少腹""治痿独取阳明"，这就为我们奠定了从肾论治、从肝论治、从阳明论治等准则。笔者在跟黄煌老师学习之前，基本按此法论治，有效者，亦有不效者，不效者亦不知其所以然。跟黄老师学习后，多从辨体质、辨方证入手，有效率明显得到了提升。黄老师把适合吃麻黄的人称为"麻黄人"或"麻黄体质"。他在《黄煌经方使用手册》中论述麻黄汤时写到，麻黄汤的适用人群为："体格壮实，毛发浓密，面色黄暗或黄黑，有浮肿貌；皮肤多干燥而粗糙，或如粟粒，或如鱼鳞，平时无汗或少汗，容易受凉，汗出以后舒适；食欲好，食量大，脉浮紧有力，心肺功能健全，多见于健康的中青年和体力劳动者。"从以上论述中我们不难看出此人是麻黄体质，适合吃麻黄汤。从患者以前所服的各种处方看，能用的方法基本都用过了，如果有效，早就该好了，既然没有效果，那就要另辟蹊径，故采用了从体质入手，从方证入手的思路。患者体格较为强壮，看不到肝脾肾亏虚之象，3年前有受凉史，怕冷，有鼻音，脉浮而有力，应该属于太阳病，因为不易出汗，故采用了麻黄汤。服用麻黄汤取微汗是取效的关键，如果服药后喝冷饮，吹空调则会效差。麻黄汤与麻黄附子细辛汤的区别在于：麻黄附子细辛汤一般手足冷，精神萎靡，脉无力，具有少阴病的特质，即"少阴之为病，脉微细，但欲寐也"。

94. 大柴胡汤合桂枝茯苓丸治疗阳痿案

余某，男，38岁，2019年7月31日初诊。

主诉：勃起功能差3年。

刻诊：患者体格健壮，国字脸，面色微红，唇红，眼大似外突，有神，毛发多，吃凉物则大便稀，腹部充实，左少腹压痛，小腿有静脉曲张，有痔疮，舌质尖红苔厚腻，脉弦滑有力。

处以大柴胡汤合桂枝茯苓丸：柴胡15g，黄芩10g，半夏10g，枳壳20g，白芍20g，生姜10g，大枣10g，酒大黄3g，桂枝15g，茯苓15g，牡丹皮15g，赤芍15g，桃仁15g，怀牛膝30g，蜈蚣1条。5剂，水煎服，日1剂。

2019年8月17日二诊：勃起功能明显改善，舌尖微红，苔白腻，唇暗红，脉沉。上方7剂，水煎服。

2019年8月31日三诊：勃起功能恢复正常，继用上方7剂。

按：阳痿一病证型较多，并非补肾一法所能解决。患者体格健壮，国字脸，腹大充实有力，脉弦滑是比较典型的大柴胡体质。其左少腹压痛、小腿静脉曲张及有痔疮为有瘀血之征，故选用了大柴胡汤合桂枝茯苓丸以改善患者体质，怀牛膝可补肝肾，引药下行，直达病所，蜈蚣为虫蚁搜剔之品，长于走窜通络，且有兴阳之功。

当今社会，物质极大丰富，真正肾虚之阳痿并不太多。相反，由于生活压力越来越大，因郁而致痿者甚众，故使用柴胡剂的机会亦非常多，本例即是采用柴胡剂而取效的案例。实践证明，对于阳痿伴有高血压、高脂血症、高黏血症者，应用大柴胡汤合桂枝茯苓丸的机会更多一些。

95. 桂枝加龙骨牡蛎汤治疗梦交案

谢某，男，29岁，2019年7月12日初诊。

患者诉入寐常与人交，已有2年，曾服安神定志丸、归脾汤等未见明显改善。

刻诊：患者肤白体瘦，头晕乏力，失眠多梦，少气懒言，腰膝酸软，舌质淡红，苔薄白，脉浮大，沉取无力。

诊为梦交症，证属阴阳两虚，心肾不交。

处以桂枝加龙骨牡蛎汤：桂枝15g，白芍15g，甘草10g，生姜15g，红枣20g，生龙骨15g，生牡蛎15g。7剂，水煎服，日1剂。

2019年7月19日二诊：服药期间仅梦交1次，头晕减轻，精神、体力有所好转，上方14剂，继服。

患者服本方共42剂，病愈，随访半年未复发。

按：梦交一证，古已有之，临床所见不是很多，可能是由于隐情难言吧。患者曾服用补脾安神等多种药物而效果不佳，恐皆未得其要。《金匮要略》中说："夫失精家，少腹弦急，阴头寒，目眩，发落，脉极虚芤迟，为清谷，亡血，失精。脉得诸芤动微紧，男子失精，女子梦交，桂枝加龙骨牡蛎汤主之。"明确记载了桂枝加龙骨牡蛎汤可以治疗梦交。黄煌老师认为，适合吃桂枝加龙骨牡蛎汤的人群体质特征为："其人体型偏瘦、皮肤色白、纹理较细、肌表比较湿润者，腹直肌紧张，腹主动脉搏动亢进，易心悸头晕、汗出、失眠多梦等。其人不耐体力劳动，不耐疲劳。"本例患者属于黄老师所讲的桂枝体质，又有梦交一证，故采用了本方，受黄老师用原方思想的影响，未加其他药物，经过40余剂的治疗，患者最终获愈，体质较前也有了明显改善。

96. 柴苓汤治疗小儿鞘膜积液案

熊某，男，2岁，2020年4月14日初诊。

患者母亲诉：在患儿6个月大时即发现左侧阴囊肿大，且逐渐加重，就诊于西医，诊为鞘膜积液，服药无效，建议手术治疗，家长不愿，遂求治于中医，曾口服中药及熏洗余月，未见好转。

刻诊：患儿左侧阴囊肿大如鸡卵大，透光试验阳性，患儿体瘦，面色黄，食欲差，大便日1次，先干后溏，舌质微红，苔白腻，脉沉。

诊为阴囊鞘膜积液。

处方1柴苓汤：柴胡10g，黄芩3g，半夏6g，党参6g，甘草6g，生姜6g，大枣10g，桂枝5g，茯苓5g，泽泻6g，生白术5g，猪苓5g。7剂，免煎颗粒，每次1袋，每天2次口服。

处方2：蝉蜕15g，苏叶15g，威灵仙15g，7剂，日1剂，水煎外洗局部，每日1～2次。

2020年4月30日二诊：阴囊内水液明显减少，上方10剂继服，外用方10剂。

2020年7月18日患儿母亲因病就诊于我处，问及患儿情况，言上次服药后已恢复如常，故未再复诊。

按：阴囊鞘膜积液属中医学"水疝"范畴，主要与水液代谢失常有关，五苓散可温阳化气，改变水液的分布，排出多余的水液。肝经的经脉循阴器，抵少腹，其发病部位与肝有关，且患儿体瘦面黄，亦属小柴胡体质，故选用了小柴胡汤合五苓散，即柴苓汤。所用之外用方为余之经验用方，学自何书，已不可考。本方用于小儿鞘膜积液及包皮水肿均有一定效果。

97. 半夏泻心汤治疗荨麻疹案

我每天坚持白天临证，晚上读书，对一些疾病的认识也在逐步深化。2021年5月8日下午，我给规培医生进行了《经方讲堂》的讲座，所讲的内容是葛根汤的临床应用。来听课的针刀班学生也很多，挤满了会议室，可见经方在我院已经深入人心了。次日上午快要下班的时候，来了一位姓王的小伙，他说他是针刀班的学生，想让我看看他是否适合吃葛根汤。原来他患荨麻疹已经一年多了，皮疹散发，色红而痒，晚上尤甚，每晚要服氯雷他啶，否则痒得难以入睡，其实他平时也很难入睡，躺下后一般要过1~2小时才能睡着。他体格中等，面色微红，手心易出汗，有时面部起痘，腹诊：心下压之不适，有痞塞感，无压痛。自述胃腹易胀满，平时大便稀，受凉易腹泻。我问他："平时打嗝吗？"他说："有时易打。"望其舌微红苔腻，舌下静脉充盈，脉沉而有力。观其以前所服中药，大多为祛风止痒及养血活血之品。据其病情，我给他开的半夏泻心汤：半夏10g，黄芩10g，干姜10g，党参10g，甘草10g，黄连3g，大枣10g，5剂，因为学生熬药不便，就给他开的免煎颗粒。

药很快吃完了，2021年5月14日小李复诊时说："第一天晚上吃了抗过敏药，不然痒得睡不着，近几天未服抗过敏药，痒已经得到了明显改善。"舌质微红苔腻，脉沉。上方7剂继服。

2021年5月24日微信告知，已好大半，自己观察一天吃2次不如晚上2袋顿服效果好。嘱原方再进5剂。

2021年5月31日一大早儿，小王给我发微信说："孟老师，我的病完全好了，谢谢老师，中医超出我的想象呀！"

按：我本非皮肤科医生，但找我看皮肤病的人并不少。早年行医多遵从"治风先治血，血行风自灭"及"湿盛则痒"等理论入手，多采用当归饮子、消风散等，效失参半。经过长期摸索，我逐渐感觉到，虽然痒在皮肤，但病根不一定在皮肤，皮肤只不过是受害者，皮肤的问题有许多与胃肠有关系。如果皮肤病患者存在胃肠的问题，一定要先解决胃肠的问题，随着患者胃肠功能的好转，皮肤病大多可涣然冰释。本例患者长期大便稀，胃胀痞满，时有打嗝，这不就是《金匮要略》所言之"呕而肠鸣，心下痞者，半夏泻心汤主之"吗，故直接采用了半夏泻心汤原方进行胃肠的调理，经过治疗果然获效，未止痒而痒止。其实不管患者是皮肤病还是失眠，还是盗汗，还是其他的疾病，如果存在胃肠问题的话我们优先要解决胃肠问题，否则可能会效果不佳。当然如果患者有表证的话，要优先解表，即解表第一，调胃肠第二，治本病第三，此亦为治疗一般疾病的规律。

98. 甘草泻心汤治疗荨麻疹案

徐某，男，42岁，2019年6月22日初诊。

主诉：全身反复起风团3年余。患者于3年前受凉后出现全身皮肤瘙痒，搔抓后出现红斑、风团。曾口服氯雷他啶等抗组胺药治疗，症情时轻时重，反复发作。既往有口腔溃疡病史。

刻诊：四肢胸腹部泛发皮疹，色微红，眼睑充血，食欲可，下唇内侧有一溃疡，色红，大便日2～3次，吃凉食易腹泻，大便黏，夜寐差，舌红苔腻，脉弦。

诊为瘾疹（荨麻疹）。

证属湿热证，治以清热凉血，祛风止痒。

方用甘草泻心汤：生甘草15g，黄连5g，黄芩15g，姜半夏15g，干姜6g，党参15g，大枣15g。7剂，水煎服，日1剂。

2019年6月29日二诊：皮疹较前明显减少，色泽变淡，新发皮疹已很少，二便调，夜寐安，舌红苔薄，脉弦。原方续服，7剂。

2019年7月7日三诊：皮疹基本消退，二便调，舌红苔薄，脉弦。继服上方7剂以兹巩固。

按：有许多皮肤疾病与胃肠有关系，对于久治难愈的皮肤病我们要想到调脾胃治疗的可能性。荨麻疹属于中医学"瘾疹"范畴，本例患者因素体偏热，复感外邪，致邪热相搏于肌肤而发。患者皮疹色红而痒，眼睑充血，舌红均为体内有热之征，治当以清热为主，因患者有口腔溃疡，故投以甘草泻心汤，守方坚持服用，病情逐渐向愈。黄煌老师亦有许多应用甘草泻心汤治疗皮肤病的成功案例。黄老师认为甘草泻心汤是黏膜保护剂，皮肤为角化的黏膜，故皮肤病也有应用甘草泻心汤的机会。

99.大柴胡汤加味治疗湿疹案

张某,女,8岁,2019年5月4初诊。

患儿全身泛发皮疹,色红而痒3个月,到某三甲医院皮肤科诊为湿疹,经内服外用中西药物未见明显改善。患儿体格较壮,体型偏胖,面宽,颈项短粗,唇红,眼睑充血,口臭,烦躁易怒,大便稍干,2~3天1次,上腹部膨隆,按压充实有力,舌质红苔黄厚腻,脉滑。

处方1 大柴胡汤加味:柴胡15g,黄芩10g,姜半夏10g,枳壳10g,白芍15g,生姜10g,大枣10g,制大黄5g,僵蚕8g,蝉蜕8g,荆芥10g,防风10g,连翘15g。5剂,水煎服,日1剂。

处方2 外洗方:益母草150g,白鲜皮60g,苦参60g,地肤子60g。3剂,外洗。

2019年8月5日患儿过来治咳嗽,问及其家长湿疹一事,言上次药用完后即愈,至今未复发。

按:患儿体格较壮,体型偏胖,面宽,颈项短粗,烦躁易怒,上腹部膨隆,按压充实有力,大便干,是较为典型的大柴胡体质,故选用了大柴胡汤,所加之僵蚕、蝉蜕、荆芥、防风、连翘均为祛风止痒治标之品。外洗方为余之常用经验方,白鲜皮、苦参燥湿止痒,地肤子祛风止痒,益母草活血止痒,有时单用益母草外洗亦有效果。

100.半张防风通圣散治疗湿疹案

钱某,男,8岁,2021年3月1日初诊。

其母诉:患儿为过敏体质,从小患湿疹,经中西药物内服外用多种方法治疗,仍反复发作。

刻诊:患儿虎头虎脑,形体壮实,唇厚而红,头发黑而浓密,诊见患儿前胸后背、四肢均有湿疹,遇热瘙痒加重,皮肤粗糙,有抓痕,平素出汗较少,大便稍干,1~2天一次,小便涩痛,腹部充实有力,无压痛,舌质红,苔薄黄腻,脉沉而有力。

处以半张防风通圣散:生麻黄6g,杏仁10g,生甘草6g,生石膏

20g，荆芥 10g，防风 10g，酒大黄 5g，连翘 20g，薄荷 6g，桔梗 10g，栀子 10g，滑石 10g。5 剂，免煎颗粒，每次 1 袋，每天 2 次，饭后开水冲服，吃完药停 2 天复诊。

2021 年 3 月 8 日二诊：药后皮肤瘙痒明显减轻，服药期间大便稀，日 2 次，小便已无涩痛。上方改酒大黄为 3g，去滑石，5 剂继服。

2021 年 3 月 16 日三诊：家长代诉，患儿湿疹已愈 80%，大便日 1 次，感觉药有些变苦，不想喝，二诊方加罗汉果 10g，10 剂，嘱每晚喝 1 袋。

后随访，患儿湿疹已基本消退，已恢复正常饮食。

按： 半张防风通圣散是黄煌老师治疗皮肤病的经验方，是古方防风通圣散的瘦身版，即由防风通圣散去当归、白芍、川芎、苍术、山栀、黄芩、芒硝、滑石、生姜，加炒杏仁而成。本方以麻黄、生石膏、大黄、甘草为本方的核心，加上祛风止痒的荆芥、防风、连翘、薄荷、桔梗、炒杏仁，全方治疗目标都集中在皮肤上。用于治疗湿疹、皮炎、荨麻疹，见皮肤瘙痒体质壮实者，有止痒、消肿功效。

本例患儿为过敏体质，虎头虎脑，形体壮实，唇厚而红，头发黑而浓密，瘙痒遇热加重，此表里俱实而有内热之征，故处以半张防风通圣散表里双解，清热通便。本方实为麻杏甘石汤加祛风、清热、通便药而成，可通过加强汗液代谢及通利大便而达到改善体质的作用。取效后可减少药量继服，对于小儿服药困难者，亦可以加入罗汉果等改善口感，以便于患儿坚持服用。

临床应用本方，亦可据病情加减，大便秘结者加重大黄用量；咽喉肿痛者加黄芩、栀子；小便黄赤者加栀子、滑石；心烦腹胀者加栀子、厚朴、枳壳。

101. 止痒汤治疗湿疹案

孔某，男，3 岁，2019 年 6 月 1 日初诊。

患儿头部、臀部及双手患湿疹半年余，瘙痒不能入睡，口服及外用中西药物效果不显。

刻诊：患儿肤白，微红，略胖而壮，皮疹散发，色微红，有抓痕，局部流水，双手背起小疱如小米粒大，鼻孔已溃烂，痒甚，舌质微红苔白，脉沉。

处以止痒汤：麻黄3g，杏仁6g，生石膏15g，甘草6g，苍术6g，生薏苡仁10g，连翘15g，赤小豆10g，白鲜皮6g，大枣10g。5剂，免煎颗粒，日2次，饭后冲服。

2019年6月7日二诊：皮肤瘙痒明显减轻，抓破处已基本收口，已能安睡，上方5剂。

2019年6月16日三诊：皮疹基本消失，微痒偶抓，上方继服5剂，以兹巩固。

按：止痒汤是黄煌老师的高徒梁佑民博士治疗皮肤病的经验方，本方由越婢加术汤、麻杏苡甘汤、麻黄连翘赤小豆汤合方加白鲜皮而成。黄煌老师认为，越婢加术汤与麻杏苡甘汤均可以治疗皮肤痒，两方均可以除湿，但麻杏苡甘汤证病位较浅，仅仅是汗后当风，是风湿在表，故麻黄仅用半两，微微发汗即可，而越婢加术汤湿热在里，表有风寒，故汗多，水肿明显，而且汗多而肿不退。麻黄连翘赤小豆汤用于体格壮实，皮肤瘙痒或渗液黏稠发黄，浮肿者。止痒汤为三方之合体，故内外表里之湿热均可祛除。笔者体会，本方对于热性体质者效佳。据梁博士经验，符合麻黄连翘赤小豆汤或越婢加术汤体质，食欲佳或旺盛、基础健康良好、无麻黄禁忌证者均可应用。其加法为：皮肤红、干燥、脱屑、扪之热烫（他觉）且食欲与消化功能良好不受影响者，加生地黄20～100g；便秘而大便干硬者，加制大黄或生大黄5～10g后下；皮损严重或修复缓慢，心肾功能健全无水肿者，生甘草可加至20～30g；小便黄者，加滑石10～20g；麻黄证明显（不易出汗、浮肿等）且心功能良好无心慌心悸者，麻黄可逐步加量至10～15g；瘙痒感严重者，白鲜皮加量至15g，赤小豆加至30g；兼见哮喘、过敏性鼻炎等呼吸系统与皮炎同时加重者，可异病同治，口鼻分泌物（痰涎、鼻涕）多而清稀者，可加干姜5g，五味子5～10g；对婴幼儿患者，应从小剂量用起，麻黄1～2g即可起效，无需大剂量。本方为梁博士在《2019年皮肤病与经方培训班》上所传，笔者近来应用本方治愈湿疹数人，诚良方也！

102. 四逆散合桂枝茯苓丸治疗痤疮案

杨某，女，19岁，2021年3月12日初诊。

从17岁开始长痤疮，双侧面颊及下颌尤多，痤疮色暗红，有脓头，经前痤疮加重，失眠多梦，怕热，易精神紧张，情绪低落，手足易冷，易出汗，食欲可，大便干，2～3天一次，月经一般错后3～5天，经前乳胀，小腹痛，经色暗，有血块。患者常服清热解毒中药，时轻时重，未从根本上好转。

刻诊：患者体型中等偏瘦，腹肌紧张，左少腹压痛，舌质暗，苔稍腻，脉沉弦。

处以四逆散合桂枝茯苓丸加味：柴胡15g，枳壳15g，白芍15g，甘草10g，桂枝15g，茯苓15g，桃仁15g，牡丹皮15g，赤芍15g，酒大黄5g，连翘15g。7剂，水煎服，日1剂。

2021年3月20日二诊：痤疮明显好转，新起者很少，睡眠改善，大便日一次，较前通畅，上方15剂，5/2服法。

2021年4月18日三诊：患者痤疮未再新起，原来之痘都已平复，只有痘痕而已，睡眠可，大便通畅，手足较前转温，无明显不适，惟月经仍有少量血块，嘱服桂枝茯苓丸2盒以巩固。

按：患者手足冷，经前乳胀，腹肌紧张，情绪低落为四逆散证。疮体色暗，月经有血块，左少腹压痛为桂枝茯苓丸证。四逆散调气，桂枝茯苓丸活血，所加之酒大黄既可活血，又可通便，连翘为疮家要药，为败毒之品。随着气血的通调，痤疮逐步改善，手足转温，睡眠好转，可见许多症状都具有关联性，但气滞血瘀是本例患者的主要矛盾所在，四逆散合桂枝茯苓丸也是黄煌老师常用调气血的组合。

103. 桂枝茯苓丸合四味健步汤治疗足背溃疡久不收口案

刘某，男，65岁，2018年2月20日初诊。

患者诉3年前因外伤致右足背部破损、感染，久不收口，并经市某医院植皮治疗未效。经朋友介绍前来就诊。

刻诊：患者体瘦，面色暗黑，患者右足背可见一大小约8cm×10cm，边界不清破溃面，深达肌层，部分结痂，伴渗水、渗液，可见脓性分泌物，溃疡周围及远端肢体皮肤颜色变深，患足局部有热感，其大腿外侧有一长约20cm刀口，为植皮取组织处，舌质暗紫，苔厚腻，脉沉弦。

处以桂枝茯苓丸、四味健步汤合四妙勇安汤加减：桂枝20g，赤芍30g，桃仁20g，牡丹皮20g，茯苓30g，石斛30g，丹参20g，怀牛膝30g，金银花45g，当归30g，玄参30g，甘草20g。5剂，水煎服，日1剂。

2018年2月26日二诊：患者溃疡处已有肉芽长出，局部热感减轻，皮肤仍然暗黑，上方金银花改为30g，5剂，水煎服，日1剂。

2018年3月2日三诊：患者溃疡处皮肤进一步好转，肉芽增多色红，上方去四妙勇安汤，10剂，继服。

以上方加减共服药90剂，伤口完全愈合，皮肤较前红润，与左侧无异。

按：近年来余曾治疗过许多皮肤溃疡久不收口的患者，有的患者血糖高，也有的正常，本例患者血糖即正常。患者为我同学之亲戚，初诊时，其患处及小腿色黑略显干枯，如果把其小腿放入柴草堆中，很难发现这是一条腿，其面色暗黑，舌质紫暗，均为有瘀血之征，故处以桂枝茯苓丸，改善下肢血液循环。赤芍、石斛、怀牛膝、丹参是黄煌老师的经验方——四味健步汤。黄老师认为，四味健步汤是血管保护修复剂，适用于下肢周围血管疾病以及血栓性疾病。黄老师也常把本方与桂枝茯苓丸同用。《灵枢·痈疽》曰："热胜则腐肉，肉腐则为脓。脓不泻则烂筋，筋烂则伤骨，骨伤则髓消，不当骨空，不得泄泻，血枯空虚，则筋骨肌肉不相荣，经脉败漏。"初诊时患处溃疡局部有热感故配以四妙勇安汤清热解毒，促进皮肤的生长。经过3个月的精心治疗，终于获愈。

104. 甘草泻心汤合升降散治疗手足口病案

徐某，男，2岁，2018年5月6日初诊。

家长代诉：从前天起发现患儿口腔起疱，不欲进食，进食时哭闹，今日发现唇口起疱溃疡，手足掌、臀部亦起疱，3天未有大便。

刻诊：体温38.5℃左右，无恶寒。舌红苔微黄，脉滑数。

处方1：甘草泻心汤合升降散：生甘草10g，黄连2g，黄芩6g，干姜3g，党参6g，姜半夏6g，制大黄2g，姜黄6g，僵蚕6g，蝉蜕6g。3剂，免煎颗粒，每次1袋，每天2次，开水冲服。

处方2：生石膏150g，每天用50g，加大米1把，熬米汤当水喝，热退后可停服。

2018年5月9日二诊：服药次日体温恢复正常，现手足及臀部疱疹已基本消失，口腔溃疡只有咽部3个未愈合，但已不影响进食，大便日2次，稍稀，处方1再进3剂，病愈。

按：手足口病是由肠道病毒引起的常见传染病，以婴幼儿发病为主。常以发热和手、足、口腔等部位的皮疹或疱疹为主要特征。笔者临床常以甘草泻心汤合升降散治疗本病，取得了一定效果。黄煌老师把甘草泻心汤称为"黏膜的修复剂"，无论是口腔还是肠道，黏膜的病变均有使用甘草泻心汤的机会。方中的甘草笔者常用生者，因生者偏凉，更长于解毒，黄老师亦喜用生者，有时则取生熟各半。升降散是《伤寒温疫条辨》温病十五方中的基础方，该书中说："盖取僵蚕、蝉蜕，升阳中之清阳；姜黄、大黄，降阴中之浊阴，一升一降，内外通和，而杂气之流毒顿消矣。"

升降散治疗温病亦为蒲辅周先生所推崇。升降散为笔者习用处方之一，治疗手足口病常合甘草泻心汤，治疗淋巴结肿大或腮腺炎等疾病常合小柴胡汤，多可数剂取效。石膏熬米汤实际上是简易的白虎汤，长于退热，而又不伤胃，石膏可退热，大米可增加石膏的溶解度，且能保护胃，所熬米汤没有怪味，易于入口，如果小孩不愿喝，也可以加少量白糖。

105. 当归四逆汤治疗手指干燥裂口案

孙某，女，47岁，2018年7月12日初诊。

患者诉双手指末端干裂，受洗衣液、肥皂等刺激后加重2年。

刻诊：患者体瘦，面色青黄，无光泽，双手指末端干燥裂口，触之手冷，细询之有冻疮史，食欲可，时有胃胀，舌质淡暗苔白腻，脉沉细。

证属气血不足，寒凝血滞。

处以当归四逆汤：当归30g，桂枝30g，白芍30g，细辛6g，通草10g，甘草15g，大枣30g，7剂，水煎服，日1剂。

2018年7月19日二诊：手指末端干裂好转，双手转温，舌质淡红苔白，脉沉细。上方15剂，5/2服法。

2018年8月15日三诊：患者双手手指末端干裂愈合，皮肤较前润泽。

处方：当归15g，桂枝15g，白芍15g，细辛3g，通草6g，甘草10g，大枣15g。15剂，5/2服法。

半年后随访，患者双手已无异常。

按：成无己曰："手足厥寒者，阳气外虚，不温四末，脉细欲绝者，阴血内弱，脉行不利。"四末离心脏最远，也是阳气最难到达的地方，"气主煦之，血主濡之"，或血不足，或气的推动无力，均可导致四肢末梢失养，失养则会导致干燥裂口等症的出现，当然寒邪在这其中也起到了推波助澜的作用。患者"手足厥寒，脉细欲绝"属典型的当归四逆汤证，故采用了当归四逆汤原方。根据黄煌老师的经验，有冻疮史也是使用本方的重要参考指标。采用5/2服法也是学自黄煌老师，这样服药可以让患者胃肠得到适当的休息，也可减少药物的副作用及耐药性。三诊时患者病情已缓解，故小其制继服以巩固疗效。

106. 越婢加术汤合麻杏苡甘汤治疗脂肪瘤案

李某，男，55岁，2021年3月10日网诊。

患者是我早年一位同事的老公，他的四肢胸腹腰背生有脂肪瘤三十余个，大腿部尤甚，大者如鸽子蛋，小者如黄豆，虽经多方治疗，但并未取得明显效果。

与患者视频，见其人体格健壮，肥胖，身高170cm，体重85kg，毛发浓密，面色微红，头面部油多，咽红，舌质红苔腻。患者诉易出汗，麻差，怕热不怕冷，双膝关节有时易肿痛，有脚气。

据其体质，笔者认为此为内热所致，处以越婢加术汤合麻杏苡甘汤：生麻黄10g，生甘草6g，生石膏45g，苍术15g，姜半夏15g，白芥子10g，皂角刺10g，生姜10g，红枣20g，杏仁15g，生薏苡仁60g。10剂，免煎颗粒，早上、中午各服1袋。

2021年3月25日二诊：患者诉脂肪瘤开始变小，嘱患者再服上方10剂。

2021年5月13日患者微信告知，因服药后无不适就连续服药至今共50余剂，现脂肪瘤大者如豆，小者已无，体重减了8kg，嘱停药观察。

按：脂肪瘤属于中医"痰核"范畴，多认为是痰气郁结所致，临床多采用理气化痰，软坚散结法治疗。笔者跟师时见黄老师独辟蹊径，从辨体质辨方证入手，采用越婢加术汤合麻杏苡甘汤治疗本病有效。故遇此证亦常效仿之，效果亦佳。黄老师的经验来自于实践，经得起重复。黄老师认为，越婢加术汤的适用人群为：体格壮实或浮肿貌，肤色黄白或红白，唇红咽红。腹部按压比较充实，食欲正常，脉象有力。多汗怕热，闷热潮湿季节易于发病，口渴多饮。易患皮肤病，遇热皮肤发红瘙痒，或湿疹糜烂渗出，或皮肤发红苔藓化。易关节肿痛，尤其下肢关节肿痛多发，或尿酸高，多有脚癣，容易咽喉疼痛（《黄煌经方使用手册》第三版P203-204）。对照患者体貌特征，我们认为其是一个典型的越婢加术汤人。麻杏苡甘汤在《金匮要略》中治疗"病者一身尽疼，发热，日晡所剧者"之风湿病。黄老师认为本方可发表，祛湿，化痰，并常把本方用于皮肤、肌肉、关节等多种疾病。因痰核的确有痰的病机在里面，故黄老师加姜半夏以化痰散结，实际也蕴含了越婢加半夏汤。我们治疗本病，化痰常加白芥子、皂角刺，以加强化痰之力。在应用越婢加术汤时，黄老师常常应用苍术，认为苍术燥湿之功优于白术，但因现在药房中的苍术少芳香而质量较差，故常加重用量，少则二三十克，多则五六十克。本例患者生长在北方，气候干燥，恐患者上火，故方中只用了15克苍术。黄老师治疗脂肪瘤为我们树立了典范，我们参照应用亦取得了一定的效果。

附 篇
全国中医临床优秀人才结业论文

读名医医案，学用桂枝汤

孟 彪

摘 要 医案，是临床医生在诊治疾病中所做的真实文字记录，是医生临床思维活动的体现，是医家临床智慧的结晶。常读医案，可以训练医者辨证论治的技能，更能培养知常达变的本领，即所谓的"与人巧"。

桂枝汤是《伤寒论》中的第一首方，"为张仲景群方之魁，乃滋阴和阳，调和营卫，解肌发汗之总方也"（柯琴语）。桂枝汤及其类方在《伤寒论》中占有很大的篇幅，对临床具有重要的参考价值，故对其认真学习就显得尤为重要了。

本文对桂枝汤的组成药物进行了深入探讨，确认了方中的桂枝当为桂枝而非肉桂，方中的芍药为赤芍而非白芍，炙甘草当为今之生甘草，而非蜜炙甘草，并对其方后注进行了深入研究。本文从大量古今医案入手，来分析研究医家们应用桂枝汤的诀窍，通过学习研究，笔者发现医家们应用桂枝汤存在以下规律。

1. 遵大论，辨识桂枝汤证

先辈们能在纷繁复杂的证候中辨识出桂枝汤方证，都离不开《伤寒论》与《金匮要略》中应用桂枝汤的条文。熟练掌握这些桂枝汤的条文是我们用好桂枝汤的基础，也是我们灵活应用桂枝汤的智慧源泉。

2. 遵古法，应用桂枝汤

仲景在桂枝汤的方后注记载相当详细，从药物的修治到煎煮法，从温覆取汗到服药方法，从周时观之到饮食禁忌，反复叮咛，谆谆教诲。观医家们应用桂枝汤基本上也都是温覆、啜热稀粥、取汗等，遵古法而取效。

3. 据病情，随证加减

对经方进行必要的加减也是取效的关键。笔者发现，症状简单者先辈们一般都是用的原方，如刘渡舟先生治疗"时发热自汗出案""汗出偏沮"案，曹颖甫先生治疗杨兆彭案，都是用的原方，未做加减。曹颖甫先生治疗叶君案，因患者汗少而加浮萍增强发汗作用，姜佐景先生治疗谢先案，因患者消化不好而加六神曲、谷麦芽，因小便赤而加赤茯苓。刁本恕先生治疗产妇外感误用寒凉案，因患者产后血虚夹瘀而以桂枝汤加当归、川芎、益母草。胡天成先生治疗小儿斜颈用桂枝汤加葛根、天花粉以舒筋解痉。而大塚敬节先生则参考患者腹征，以桂枝汤合以小柴胡汤取得良效。

稻叶克说："桂枝汤方，诚然尽善尽美，方中意味无穷，而其应用之妙，不可尽言。"又言："大凡以为桂枝汤唯治表证之剂，此乃肤浅之见；又以其主治气上冲者，亦尚未深得其要。"

笔者认为，大师们灵活运用桂枝汤的经验耐人寻味，值得效法。常读这些医案可训练我们的临床思维，开人智慧。

关键词 医案；桂枝汤；经验

医案，又称脉案、方案、诊籍，是中医临床实践的记录，即由医生将患者的症状、病因、脉象、舌象、病机、诊断、转归、治则、注意事项等作概括简要的记述与分析，同时录下药物名称、剂量、炮制方法、服用法等治疗措施，从而形成的文字资料，是医生临床思维活动的体现，是中医理、法、方、药综合应用的具体反映形式[1]。

常读医案，可以训练医者辨证论治的技能，培养知常达变的本领，即所谓的"与人巧"。

清代名医俞震说："闻之名医能审一病之变与数病之变，而曲折以赴之，操纵于规矩之中，神明于规矩之外，靡不随手而应，始信法有尽，而用法者之巧无尽也。成案甚多，医之法在是，法之巧亦在是，尽可揣摩。"（《古今医案按·自叙》）医案蕴含着名医的学术思想、临床经验和无尽的巧思，可供借鉴。近人周学海说："每家医案中必有一生最得力处，细心遍读，是能萃众家之所长矣！"（《全国名医验案类编·绪论》）

可见医家们对医案的学习认为是非常重要的。笔者近来对桂枝汤进行了深入的学习，对诸家医案也进行了细细品读，进而对桂枝汤的认识也有了进一步的深化。下面做一简要的介绍。

桂枝汤是《伤寒论》中的第一首方，为千古第一方，经方之冠。柯琴在《伤寒论附翼》中赞桂枝汤"为张仲景群方之魁，乃滋阴和阳，调和营卫，解肌发汗之总方也"。《伤寒论》中涉及桂枝汤的条文众多，其加减方也不少，如桂枝加葛根汤、桂枝加芍药汤、桂枝加大黄汤，等等。桂枝汤及其类方在《伤寒论》中占有很大的篇幅，对临床具有重要的参考价值，故对其认真学习就显得尤为重要了。

一、桂枝汤的经典条文

《伤寒论》第 2 条曰："太阳病，发热，汗出，恶风，脉缓者，名为中风。"

12 条："太阳中风，阳浮而阴弱，阳浮者，热自发；阴弱者，汗自出。啬啬恶寒，淅淅恶风，翕翕发热，鼻鸣干呕者，桂枝汤主之。"

13 条："太阳病，头痛，发热，汗出，恶风，桂枝汤主之。"

桂枝汤（《伤寒论》）

桂枝三两（去皮），芍药三两，甘草二两（炙），生姜三两（切），大枣十二枚（擘）。

右五味，㕮咀三味，以水七升，微火煮取三升，去滓，适寒温，服一升。服已须臾，啜热稀粥一升余，以助药力，温覆令一时许，遍身漐漐微似有汗者益佳，不可令如水流漓，病必不除。若一服汗出病差，停后服，不必尽剂。若不汗，更服，依前法。又不汗，后服小促其间，半日许，令三服尽。若病重者，一日一夜服，周时观之。服一剂尽，病证犹在者，更作服。若汗不出，乃服至二三剂。禁生冷、黏滑、肉面、五辛、酒酪、臭恶等物。

一部《伤寒论》对桂枝汤的论述可谓是最详细的了，从药物的炮制到煎煮法，从服药的方法到饮食禁忌无不周详。桂枝汤是治疗太阳中风的经典方，但并非桂枝汤只能治疗太阳中风。徐忠可说："桂枝汤，外证得之，为解肌和营卫，内证得之，为化气调阴阳也。"如仲景明确指出：

"太阴病，脉浮者，可发汗，宜桂枝汤。"

㕮咀，是古代把药物切碎的一种方法，诸书中说是医者用口咬碎，甚是可笑，试想医生的牙口有那么好吗？仲景对药物的煎煮非常讲究，用多少水，煎取多少药汁都有明确交代，桂枝汤是用文火煎煮，服药须臾，要喝热稀粥一升余，约合今之200毫升，以助药力。文中要求"温覆令一时许，遍身漐漐微似有汗者益佳，不可令如水流漓"。温覆取微汗是取效的关键，也是应用汗法的准则，如果不温覆，桂枝汤很难出"正汗"而取效，但也不能出大汗，否则病邪不除反而伤人正气，如《金匮要略·痉湿暍病脉证治第二》曰："风湿相搏，一身尽疼痛，法当汗出而解，值天阴雨不止，医云此可发汗，汗之病不愈者何也？盖发其汗，汗大出者，但风气去，湿气在，是故不愈也。若治风湿者，发其汗，但微微似欲出汗者，风湿俱去也。"其中的道理是一样的。"若一服汗出病差，停后服，不必尽剂。若不汗，更服，依前法。又不汗，后服小促其间，半日许，令三服尽。若病重者，一日一夜服，周时观之。服一剂尽，病证犹在者，更作服。若汗不出，乃服至二三剂。"从仲景原文看，仲圣谆谆垂教，娓娓叮咛，以求一汗而后已者何，盖使患者出汗是取效的标志，但恐药力太过令汗出如水流漓，故逐渐加量，其谨慎程度由此可见。

张仲景在桂枝汤方后提出了"禁生冷、黏滑、肉面、五辛、酒酪、臭恶等物"的经典忌口法则。药后的饮食禁忌也是一门学问，如果不注意饮食禁忌也很难达到满意的效果。

早在《素问·热论》就提到"病热少愈，食肉则复，多食则遗"的训诫。那么仲景所说的这些禁忌物如何与现代食品接轨呢？笔者认为，生冷之物，比如雪糕、冷饮和瓜果。生主要指生鲜的未经烹饪的食物如生鱼片等。冷指的是雪糕冷饮等凉物；黏滑指的是肥甘油炸黏腻的食物；肉面指的是肉类和一些不易消化的面食；五辛，在《正一旨要》中指出："五辛者，大蒜、小蒜、韭菜、芸苔、胡荽是也。"[2] 其实，葱、蒜、辣椒、胡椒、火锅等都属此类。酒和酪，指各种酒类、奶制品。《说文解字》解释"酪，乳浆也"，酪包括现在的牛奶、巧克力、奶油蛋糕等。臭恶，指的是气味比较刺激，或有异样气味的食物，像臭豆腐、榴梿、腥臊之物（如马肉、驴肉、狗肉、羊肉、猪头肉、动物内脏及其制品和鱼、虾、蟹等发物），以及腐败变质的食物等。

"禁生冷、黏滑、肉面、五辛、酒酪、臭恶等物"这句话，不仅仅是指服用桂枝汤应注意的禁忌，其实所有服用中药都应当遵守此禁忌，就像仲景书中所说的"余如桂枝汤将息"。由此可以看出，仲景以桂枝汤做了一个范例，我们掌握好桂枝汤则有利于对于其他方剂的掌握和运用。

二、对桂枝汤药物的研究

1. 桂枝

桂枝在现代基本上是作为辛温解表药来用，而肉桂则是温里散寒药物。但在汉代，桂枝与肉桂这两味是不分的。《神农本草经》（以下简称《本经》）谓牡桂："味辛温。主上气咳逆，结气喉痹，吐吸，利关节，补中益气。久服通神，轻身不老。"对于仲景所用桂枝为何物，学者们有不同的看法。有的学者认为古之桂枝当为今之肉桂，但也有持反对意见者。

下面我们看第一则医案——许叔微的医案[3]：

里间张太医家，一妇病伤寒，发热，恶风，自汗，脉浮而弱。予曰：当服桂枝汤。彼云：家有自合者。予令三啜之，而病不除。予询其药中用肉桂耳。予曰：肉桂与桂枝不同，予自制以桂枝汤，一啜而解。论曰：仲景论用桂枝者，盖取桂枝轻薄者耳，非肉桂之肉厚也。盖肉桂厚实，治五脏用之，取其镇重；桂枝清轻，治伤寒用之，取其发散，今人一例，是以无功。

本案中，患者"发热，恶风，自汗，脉浮而弱"可谓是典型的太阳中风桂枝汤证，但却三服而未效，后许学士去肉桂而用桂枝，一服取效。许学士用生动的实例说明了方中的桂枝为桂枝而非肉桂。并对二者的区别进行了点睛般的描述。至于桂枝去皮的问题，有学者考证，仲景所用桂枝为较粗之桂树枝，要去掉外面的粗皮，当属合理。

今人对桂枝进行了药理研究，认为其具有以下诸多方面的作用。

（1）扩血管作用：常用于治疗血管收缩，脉细欲绝，代表方剂如当归四逆汤[4]。

（2）强心作用：桂枝可增强心率，如桂枝甘草汤可治疗心悸。病窦综合征可用30g桂枝或肉桂。阳虚无水湿的患者，有的用了大剂量的麻黄会心悸，而用桂枝则不会心悸。

（3）通经作用：桂枝具有促进排卵作用，可使女性月经提前，对不孕有治疗作用。黄煌老师临床常用温经汤治疗不孕，效果尤佳，方中桂枝促排卵作用，功不可没。

（4）活血作用：桂枝色赤，入血分，具有一定的活血化瘀作用，可改善高凝状态。如桂枝茯苓丸、桃核承气汤等可治疗太阳蓄血证。

（5）利水作用：其利水作用与其强心和扩张血管有关，通过扩血管引起肾小球血管扩张而利小便，代表处方如五苓散、苓桂术甘汤等。

（6）发汗作用：桂枝的发汗作用是间接的，是通过扩张血管来帮助发汗药物发汗，如麻黄汤中，桂枝扩张血管帮助麻黄发汗。

2. **芍药**

《伤寒论》中芍药应用较广，如桂枝汤、芍药甘草汤、真武汤等都有芍药，但书中并未说明是赤芍还是白芍，故时至今日仍有争议。《本经》中说："芍药味苦平，主邪气腹痛，除血痹，破坚积寒热，疝瘕，止痛，利小便，益气。"

汉代的芍药无白芍与赤芍之分。从梁代陶弘景时开始，芍药有了赤白之说。《本草经集注》谓："今出白山、蒋山、茅山最好。白而长大，余处亦有而多赤，赤者小利。"赤芍、白芍原植物相同，白芍多为栽培，赤芍多为野生。

白芍与赤芍的炮制方法不同，白芍刮去粗皮，入沸水中略煮，使芍药根发软，捞出晒干切片，赤芍则原药生用。

纵观整部《伤寒论》，仲景对于每一味药物的炮制都有详细说明，如桂枝要去皮，甘草要炙，葶苈子要熬等，而对于芍药则没有任何说明，这也说明仲景所用的是没有炮制的赤芍。一般来说，缓急止痛时可用白芍，活血化瘀时可用赤芍。而我的老师黄煌教授则经常白芍、赤芍并用。《经方实验录》中说"桂枝能活动脉之血者也，芍药能活静脉之血者也"是很有道理的，桂枝往外伸展，白芍向内收敛。桂枝活动脉血，由心脏走于四肢，白芍活静脉血，使血由四肢收回心脏。桂枝配芍药则可促进血液的周流。

下面我们看第二则医案——许叔微医案[5]

马亨道，庚戌春病，发热，头疼，鼻鸣，恶心，自汗，恶风，宛然桂枝证也。时贼马破仪真三日矣，市无芍药，自指圃园，采芍药以利剂。一医曰："此赤芍药耳，安可用也？"予曰："此正当用。"再啜而微汗解。（《伤寒九十论》）

从这则医案不难看出，许叔微在应用桂枝汤时就是应用赤芍，而非白芍。

现代药理研究表明，芍药主要具有以下几方面的作用[6]。

（1）解热作用：芍药具有解热作用，以桂枝汤为代表。桂枝汤治疗太阳病，脉浮，发热，也治"时发热，自汗出"。

（2）镇痛作用：芍药的有效成分是芍药苷，西药帕夫林即是从白芍中提取的有效成分，白芍总苷，常用来治疗风湿免疫类疾病。桂枝芍药知母汤是中医治疼痛的代表方，桂枝汤也能治身疼痛，用芍药镇痛，对于"发汗后，身疼痛，脉沉迟者"，常用桂枝加芍药生姜各一两人参三两新加汤主之。

（3）镇静作用：芍药有一定的镇静作用，所以黄连阿胶汤用芍药，治心烦不眠，即"少阴病，得之二三日以上，心中烦，不得卧，黄连阿胶汤主之"。

（4）抗菌作用：芍药有一定抗菌的作用，一是用来治疗肠道细菌感染，如黄芩汤、芍药汤。二是可抗真菌。中医抗真菌既可以从少阳去治，用芍药，如黄芩汤；也可以从厥阴去治，如乌梅丸，具体要根据患者的情况来选择。

（5）抗溃疡作用：芍药具有抗消化道溃疡的作用，临床应用小建中汤治疗十二指肠溃疡效果较好，其中芍药的抗溃疡作用功不可没。

（6）解痉作用：芍药有强烈的解痉作用，第一，能够缓解骨骼肌的痉挛，如治疗"脚挛急"的芍药甘草汤。第二，能够缓解脏器平滑肌的痉挛，如治疗胆道和胰腺疾病，具有疏肝利胆的作用。芍药的解痉作用还可以促进胆汁、胰液的排泄，用于治疗慢性胆囊炎、胆结石、急性胰腺炎，如四逆散、大柴胡汤等均有芍药。

（7）保肝作用：芍药的保肝作用主要体现在四逆散、大柴胡汤、化肝煎等方剂中。中医认为肝主情志，芍药保肝体现在它具有镇静作用，能够缓解情绪紧张、激动，故应用芍药可治疗烦躁、易怒等，我们在临床中常把大柴胡、化肝煎等方作为制怒方来用。

（8）扩血管作用：芍药具有扩血管的作用，所以当归四逆汤中有芍药，可治疗脉细欲绝。

（9）利尿作用：芍药具有利尿的作用，如真武汤、附子汤都含有芍药，而治疗遗尿的桂枝去芍药加麻附辛汤因遗尿去掉了利小便的芍药。

（10）降血糖作用：芍药具有一定的降血糖的作用。胆囊炎、胆结石是糖尿病常见的并发症，糖尿病合并胆囊炎、胆结石之后，用普通的降糖药不见效，有的用四逆散就有效。四逆散证里有个或然证是"渴"，方中有芍药可降血糖，所以四逆散也能降血糖。

（11）通腑作用：芍药有通腑作用，仲景在治疗脾虚便秘的时候选择桂枝加芍药汤即是利用芍药的通便作用。

3. 甘草

甘草《伤寒论》入方 70 次，《金匮要略》中入方 88 次[7]，可见仲景对甘草之青睐程度。

甘草首载于《本经》，其曰："味甘平。主五脏六腑寒热邪气，坚筋骨，长肌肉，倍力，金创肿，解毒，久服轻身延年。"

《本经》中强调了甘草的补益肝肾脾的效果和解毒疗疮的效果。但炙甘草现在都为蜜制，南北朝以前的炙甘草的制法没有蜜制这个方法，多为炒或者火烤，也有酒炙等。

蜜制甘草是从唐代《千金翼方》才开始使用的。而炙的本义是烘烤、烤干。《伤寒论》中所说的炙甘草应该是把新鲜的甘草放在火上烤干，属于现在的生甘草。而现在用的炙甘草，和《伤寒论》的就不同了，是蜜炙甘草。

生甘草还可以清热解毒，缓和苦药和石药对胃的刺激。炙甘草微温，用于虚寒证，具有补中益气的作用，所以补益药中常用炙甘草。

黄煌老师对甘草的药证研究比较深入，《张仲景50味药证》中记载[8]：甘草主治羸瘦，兼治咽痛，口舌糜碎，咳嗽，心悸以及躁、急、痛、逆诸证。的确，甘草常用于瘦人，《本经》记载甘草可以"长肌肉"，甘草可以治疗咽痛，如甘草汤和桔梗汤，以甘草命名的甘草泻心汤可以治疗狐惑，现常用于治疗白塞病和复发性口腔溃疡等。治疗"脉结代，心动悸"的炙甘草汤即是以甘草为主药，取其安神定悸之功。

现代药理研究认为，甘草所含的甘草酸等成分具有类肾上腺皮质激素样作用。激素的使用范围相当广，如发热类疾病如感冒发热、不明原因的发热，呼吸系统疾病如肺炎、支气管炎、支气管哮喘、慢性肾炎、紫癜性肾炎等泌尿系统疾病，风湿性关节炎、类风湿关节炎，皮肤科疾病如银屑病、湿疹，与免疫相关的疾病如强直性脊柱炎、红斑狼疮等，都可以使用激素。激素还有一个很重要的作用是抗炎。《本经》所载甘草主"金创肿"，是外伤所致的局部感染，以红、肿、热、痛为主要临床特点。故甘草也常用于外科感染性疾病。

药理研究发现，激素的副作用是容易引起水钠潴留而出现水肿，所以治疗水湿内停的方剂一般不用甘草，如五苓散、真武汤、猪苓汤等均不含甘草。

现代药理研究发现甘草具有祛痰止咳作用，《伤寒论》中诸治咳方中也大多有甘草，如小青龙汤、桂枝加厚朴杏子汤等。甘草流浸膏，再配伍阿片粉、樟脑、八角茴香油等制成的复方甘草片，临床使用的频率还是比较高的。

《本经》最早提出甘草能够"解毒"，但能够解食物中毒，还是药物中毒，书中未提。《名医别录》则明确本品"解百药毒"，提出解除的是药物之毒。《药性论》也提到甘草能够"制诸药毒"，说明甘草能够解百药之毒。现在临床上在使用有毒性的药物时，大多使用甘草来解毒，或在药物的炮制时使用甘草水进行加工。

药理研究发现，附子与甘草同煎，能够使附子的毒性降低。吴茱萸有小毒，经甘草水浸泡后再炒制，所制吴茱萸毒性大大降低。药理研究发现，甘草所含的甘草酸，能够与吴茱萸所含的碱相结合，这是其降毒的机理所在。

一般来说，泻火解毒可以用生甘草，用其补益作用可以用炙甘草，

有时也可生炙同用，如黄煌老师在应用甘草泻心汤时经常生炙同用，效果亦佳。

因甘草药性平和，作用广泛，甘草也常被称为"国老"，像是个"和事老"调节诸药，使诸药平和。

4. 大枣

大枣平时生活中常见，属于药食同源之品。《伤寒论》入方40次，《金匮要略》入方43次。

《本经》谓大枣"味甘平，主心腹邪气，安中养脾，助十二经，平胃气，通九窍，补少气，少津液，身中不足，大惊，四肢重，和百药。久服轻身长年，叶覆麻黄，能令出汗，生平泽。"

《吴普本草》曰："枣主调中，益脾气，令人好颜色，美志气。"

大枣肉黄皮红，又甘润多汁，补脾而又能兼入心补心，是养营血的好药。黄煌老师认为，大枣的药证为：主治虚损，兼治脏躁、烦、惊、悸。仲景用大枣一般为十二枚，如桂枝汤，最多者三十枚，如炙甘草汤，其次为当归四逆汤，为二十五枚。

大枣还和甘草一起，补津液，在出汗的时候如果不补充身体的津液，就容易产生新的问题。大枣是一种榨不出汁的果实，也就是可以保护住水不流失，因此大枣可以和甘草一起保湿，稳住身体的水分。避免出汗时体内津液损失太多。

大枣应该是中原地区的大枣品种，雒晓东[9]曾用中原地区的中等大小的大枣做过实验，称量了一下，十二枚大枣大约为45g。

现代药理研究认为：大枣成分主要含枣酸、环磷酸腺苷等，具有健胃、解痉、利尿、抑制细菌和真菌感染、增强心肌收缩力、镇静催眠、

增加血清总蛋白及白蛋白、调节免疫功能、强壮、抗过敏、保肝、祛痰、镇咳、抑癌抗癌等多方面作用。

5. 生姜

生姜为姜科植物姜的新鲜根茎,《本经》谓生姜"去臭气,通神明"。《伤寒论》入方 39 次,《金匮要略》入方 51 次。

黄煌老师认为,生姜的药证为主治恶心呕吐。生姜与干姜为同一种植物,但生姜与干姜的作用还是有一定差异的。《本经疏证》:"曰寒者多用生姜,曰冷者多用干姜,干姜可代生姜,生姜不可代干姜,呕者多用生姜,间亦用干姜,咳则必用干姜,竟不得用生姜,盖咳为肺腑病,肺主敛不主散也。"黄煌老师认为,生姜偏于治呕吐,干姜偏于治腹泻。笔者认为,生姜水分多,故可以散寒邪水气,干姜水分少,可以吸水,故可以治水饮,用于腺体分泌旺盛的疾病。

现代药理研究认为,生姜含有辛辣和芳香成分——"姜油酮",具有温暖、健胃、兴奋、发汗、止呕、解毒等作用。

以上五味药相合即为桂枝汤,桂枝汤可调和营卫,发汗祛邪,温通心阳,补益中焦,调理气血,调和阴阳。本方用药刚柔互济,开阖相佐,用于外证可调和营卫,解肌祛邪;用于内证又能调理脾胃、气血、阴阳,故本方临床应用非常广泛。

三、读名医医案,学用桂枝汤

古今医家在历史长河中为我们积累了大量应用桂枝汤的临床医案,是我们学习桂枝汤必不可少的珍贵资料。近日研习古今医案,略有所得,现简述如下。

案一(曹颖甫先生医案)[10]

师曰:余尝于某年夏,治一同乡杨兆彭病。先其人畏热,启窗而卧,周身热汗淋漓,风来适体,乃即睡去。夜半觉冷,覆被再睡,其冷不减,反加甚。次日诊之,病者头有汗,手足心有汗,背汗不多,周身汗亦不多,当予桂枝汤原方:桂枝三钱,白芍三钱,甘草一钱,生姜三片,大枣三枚。又次日,未请复诊。后以他病来乞治,曰:"前次服药后,汗出不少,病遂告瘥,药力何其峻也?"然安知此方乃吾之轻剂乎?

彪按:患者汗出开窗而卧,睡去而受风邪,盖睡时卫气入里,防御能力下降,故使病邪入侵。患者有汗不多而恶寒,当为桂枝汤证,曹师处以桂枝汤原方而取效。患者诉药后汗出不少,认为药力峻猛,可见桂枝汤实乃发汗之剂,故桂枝汤方后注不厌其烦地交代不汗如何,又不汗如何,总以汗出为取效之标志。从本案我们可以学到两点,一者,汗出而卧,吹风则易患太阳中风。正如姜佐景先生所说:"方人醒时,风来适体,不致为病。及其入睡,体温降低,防御骤弛,而清风之徐来也依旧,于是病原得随以长驱直入,比醒,病矣!"睡时卫气入里,防御能力下降,要注意保暖。二者,桂枝汤具有发汗祛邪之作用,汗出是关键。

案二(曹颖甫先生医案)[11]

师曰我治一湖北人叶君,住霞飞路霞飞坊。大暑之夜,游大世界屋顶花园,披襟当风,兼进冷饮。当时甚为愉快,觉南面王不易也。顷之,觉恶寒,头痛,急急回家,伏枕而睡。适有友人来访,乃强起坐中庭,相与周旋。夜阑客去,背益寒,头痛更甚,自作紫苏、生姜服之,得微汗,但不解。次早乞诊,病者被扶至楼下,即急呼闭户,且吐绿色痰浊甚多,盖系冰饮酿成也,两手臂出汗,抚之潮,随疏方。

桂枝四钱,白芍三钱,甘草钱半,生姜五片,大枣七枚,浮萍三钱。

加浮萍者,因其身无汗,头汗不多故也。次日,未请复诊。某夕,值于途,叶君拱手谢曰:前病承一诊而愈,先生之术,可谓神矣!

彪按:上案为汗出睡去而当风,此则为汗出当风而兼饮冷。所谓表里两病者也。患者自作紫苏、生姜服之,得微汗,但不解。盖病重药轻,药力不及也。次日曹师诊时,患者"两手臂出汗,抚之潮",此即桂枝证之自汗出也,因其身无汗,故曹师加了浮萍以加强发汗之功。因患者内有寒饮,吐绿色痰浊甚多,故师用生姜五片,以加强散寒化饮止吐之功,结果一诊而愈。由此案我们可知,对于桂枝证汗少者我们可以加浮萍以汗之，寒饮胜者可加重生姜用量，此等用药技巧我们只学《伤寒论》原文是学不到的，也许这就是孟子所说的"梓匠轮舆能与人规矩，不能使人巧"吧，而读医案则可以学到"巧"之所在。

案三（姜佐景先生医案）[12]

谢先生，三伏之天，盛暑迫人，平人汗流浃背，频频呼热，今先生重棉叠衾，尚觉凛然形寒，不吐而下利，日十数度行，腹痛而后重，小便短赤，独其脉不沉而浮。大论曰："太阴病，脉浮者，可发汗，宜桂枝汤。"本证似之。川桂枝钱半，大白芍钱半，炙甘草钱半，生姜二片，红枣四枚，六神曲三钱，谷麦芽（炒）各三钱，赤茯苓三钱。

佐景按：本案乃余所亲历，附丽于此者也。谢君先是应友人宴，享西餐、冰淋汽水，畅饮鼓腹。及归，夜即病下利。三日不解，反增剧。曾投轻剂乏效。愚则依证治之，虽三伏之天，不避桂枝。服后果表解利稀，调理而瘥。

彪按：本案外有风寒，内有下利，外感风寒为太阳病，下利为太阴病，实亦为表里同病。《伤寒论》276条云："太阴病，脉浮者，可发汗，宜桂枝汤。"盖桂枝汤为证见脉浮之本方，患者重棉叠衾，尚觉恶寒，有似麻黄汤证，但脉浮而不紧，知其非麻黄汤证也。因下利之为食滞也，故加六神曲、炒谷麦芽以消食助运，因小便短赤，故加赤茯苓以利之，此皆随证加减之法也。由此案可知，经方可以随证加减，未必非得要拘泥于原方。再者，三伏天，天热更易受寒，故不避桂枝之辛温。

案四（姜佐景先生医案）[13]

本年（二十五年）六月二十四日起，天时突转炎热，友人沈君瘦鹤于其夜进冰淇淋一客，兼受微风。次日即病，头胀，恶风，汗出，抚其额，微冷，大便溏泄，复发心悸宿恙，脉遂有结代意。与桂枝、白芍、炙草各钱半，生姜一片，红枣六枚（切），夜服此，又次早醒来，诸恙悉平，惟心悸未愈，乃以炙甘草汤四剂全瘥，诸方均不离桂枝。

彪按：此案亦为内受寒客，外受风邪所致之桂枝汤证，所异者，沈君有心悸素恙，姜师先处以桂枝汤以解新感，次早外感诸恙悉平，继以炙甘草汤治其痼疾，此皆新感痼疾治疗之次第也，亦为仲景治疗之大法。

案五（姜佐景先生医案）[14]

孙椒君以进梅浆，病下利、恶风、冷汗出，头胀、胸闷、骨酸、腿软、不欲食而呕，一如沈君，给方与沈同。惟孙君以午夜市药，药肆不备红枣，任缺之，服后一时许，热汗漐漐遍体，舒然睡去。翌早醒来，不知病于何时去。然则桂枝汤实为夏日好冷饮而得表证者之第一效方，又岂惟治冬日北地之伤寒而已哉？

彪按：孙君之证情一如上案之沈君，因药肆不备红枣而缺之，依然有效，取效之关键在于"热汗遍体"，药后所出之热汗乃"正汗"，为祛邪外出之汗，与患者病初之凉汗出者迥异。夏日内饮外寒何其多也，故姜师才有"然则桂枝汤实为夏日好冷饮而得表证者之第一效方，又岂惟治冬日北地之伤寒而已哉？"之慨叹。在本案的按语中，姜师详细论述了"药汗"与"病汗"的区别，对临床颇具启发意义。姜师说："今有桂枝汤中风证患者于此，恶风头痛，发热汗出，诸状次第呈现。顾汗出不畅，抚之常带凉意，是可谓之曰'病汗'。设其人正气旺，即自疗机能强者，其发热瞬必加甚，随得畅汗，抚之有热意，于是诸状尽失。可知一切毒素（包括外来之病原物及内壅之排泄物），已随此畅汗以俱去，此所谓'法当汗解'是也。服桂枝汤已，须臾，当啜热稀粥一小碗，以助药力。且卧床温覆。一二时许，将遍身漐漐微似汗出（似者，续也，非'似乎'也），病乃悉去。此汗也，当名曰'药汗'，而别于前之'病汗'也。'病汗'常带凉意，'药汗'则带热意，病汗虽久，不足以去病，药汗瞬时，而功乃大著，此其分也。"此正《内经》所谓"知其要者，一言而终，不知其要，流散无穷"者也。

案六（姜佐景先生医案）[15]

佐景曰：虞师舜臣尝曰："一·二八之前，闸北有一老妇。其子服务于邮局。妇患脑疽病，周围蔓延，其径近尺许。启其所盖膏药，则热气蒸蒸上冒。头项不能转侧。余与余鸿孙先生会诊之，三日不见大效。四日诊时，天色已晚，见病者伏被中，不肯出。询其故，侍者曰，每日此时恶寒发热汗出。余乃悟此为啬啬恶寒、翕翕发热之桂枝汤证。即用桂枝五分，芍药一钱，加姜、草、枣轻剂投之。次日，病大减。遂逐日增加药量，至桂枝三钱，芍药五钱，余三味亦如之，不曾加他药，数日后，竟告全愈云。"

彪按：脑疽现在已经较少见了，见到本病，医者可能最先想到的就是清热解毒，祛腐生肌等法，但虞余二先生先用治脑疽法治之，三日不见大效。经医者仔细观察："天色已晚，见病者伏被中，不肯出。询其故，侍者曰，每日此时恶寒发热汗出"，原来"伏被不出，恶寒发热汗出"乃为独证，故医者出现了豁然开朗的感觉。投以桂枝汤果愈。

曹颖甫曰："丁甘仁先生有言，脑疽属太阳，发背属太阳合少阴。二证妄投凉药必死。"诚属经验之谈，不可忽之。

案七 桂枝汤治小腿烫伤皮肤溃烂，疼痛不已案（娄绍昆先生医案）[16]

20岁的男青年，半个月前骑摩托不慎翻车，排气管把小腿内侧烫伤，以致皮肤肌肉溃烂。经西医烫伤专科治疗半个月，肌肉溃烂未见好转，疼痛依然。于1998年8月15日，经人扶撑着前来我（娄绍昆）所诊治。患者中等身材，面色微黑，双眉紧锁，一脸痛苦的表情。经查看，小腿内侧约$50cm^2$大小的皮肤溃烂，臭气难闻，疼痛不已。脉数，舌淡红，苔白，烦热（体温37.5℃），头痛，恶风，有汗，口干不欲饮水，食欲尚可，小便淡黄，大便稍结、两天1次。患者说，因伤口疼痛影响睡眠，半个月来体重减轻了4kg。纵观以上诸症发现：发热、头痛、恶风、有汗，即桂枝汤证具备，因便结由来已久，属于习惯性问题，所以考虑先投予桂枝汤治疗，并依方后规定服药。服药3天后，于8月18日复诊。患者说，服药后出汗比以前多了许多。恶风、头痛及伤口疼痛均有明显减轻，皮肤肌肉溃烂处也日渐愈合，体温已经恢复到正常状态。根据以上症状，改投玉屏风散加当归善后。

2个月后，电话随访，得知服药后伤口日渐愈合，现在一切如前，小腿内侧烫伤处已经平复，稍有淡淡的瘢痕。

彪按：对于一个烫伤的患者，我们很难想到用桂枝汤来治疗，就跟上案脑疽一样，医者大多都会从解毒着手。这说明我们看病不能先入为主，犯经验主义的错误，还是应该认真观察患者，细心辨证，方不致误。娄老据其"发热、头痛、恶风、有汗，即桂枝汤证具备"而果断处以桂枝汤。"服药后出汗比以前多了许多"，这也是取效的关键所在，说明桂枝汤的确有发汗的作用，药后汗出也是身体调和的一种反应，往往症状会随着汗出而减轻。通过本案与上案的研读，笔者深深感觉到辨方证的重要。

娄老说："经方医学的核心是方证辨证，在方基本不变或者尽量少变的前提下，如何去抓住主症，抓住方证，做到方证相对应，这才是临床医生的基本功。要练好这一手基本功，需要在学习方向对头的前提下慢慢地去完成。"是呀，努力的方向不对，再下功夫往往也是徒劳的，我前些年曾走了不少弯路，今已找到了辨方证的正确方向，故有越战越勇的感觉。

案八　时发热自汗出案（刘渡舟先生医案）[17]

李某，女，53岁。患阵发性发热汗出已经一年多，每天发作2～3次，饮食及大、小便基本正常。曾经按阴虚性发热治疗，服药二十多剂无效，脉缓而软，舌质淡苔白。《伤寒论》说："病人脏无他病，时发热，自汗出而不愈者，此卫气不和也，先其时发汗则愈，宜桂枝汤。"桂枝9克，白芍9克，生姜9克，大枣12枚，炙甘草6克。二剂。服药后啜热稀粥，得微汗出而愈。

彪按：徐忠可说："桂枝汤，外证得之，为解肌和营卫，内证得之，为化气调阴阳也。"可见桂枝汤不仅可以治疗太阳中风，也可以治疗内伤杂病。本案治疗的要点在于"病人脏无他病，时发热自汗出"，患者年过五旬，由于天癸已竭，使得阴阳二气不相谐和而出现阵发性的发热汗出，桂枝汤调和营卫，实际上也就是调和阴阳。故可以用来治疗更年期之发热汗出。

案九　汗出偏沮案（刘渡舟先生医案）[18]

孙某，男，39岁。患左半身经常自汗出，而右半身反无汗，界限非常分明。无其他明显不适，脉缓而略浮，舌苔薄白。用桂枝汤调和营卫阴阳，使其相将而不相离则愈。桂枝9克，白芍9克，生姜9克，大枣

12枚，炙甘草6克。三剂。服药后啜热稀粥，得微汗出而愈。

彪按：汗出一症临床非常常见，患者往往会说自己出虚汗，其实汗出有虚有实，未必尽虚。有的患者上半身出汗，下半身无汗，有的但头汗出，有的身体一侧出汗。一侧出汗，古人称之为"汗出偏沮"，认为是由于营卫气血有所偏伤，阴阳失于和调所引起。如果不及时的治疗，久而久之，卫气不能固护于外，营气不能守护于内，就有可能导致半身不遂的"偏枯"。正如《素问·生气通天论》所说："汗出偏沮，使人偏枯。"桂枝汤可调和营卫，治疗"汗出偏沮"，从而截断"偏枯"的可能性。刘老对经方谙熟，处以桂枝汤，并让患者啜热稀粥，以助药力，得微汗出而愈。刘老用经方，遵古法，为我们树立了典范。

案十　桂枝汤解产后误治案（刁本恕先生医案）[19]

张某，女，27岁，工人。1992年2月2日初诊。患者产后3天，发热，恶风寒，汗出，近日加剧不能起床。请刁本恕先生出诊。自述：昨日曾服中药1剂，服后诸症更甚，汗多不止，畏风，畏寒。虽卧帐中，仍觉有风吹入体内，厚衣被加热水袋仍寒战不已，服药即恶心呕吐。食欲顿减，稍食即胃脘胀满而痛，恶露减少。舌淡苔薄白，舌边齿痕明显，脉浮细数。体温39.8℃。

观前医处方为：生石膏40g，连翘10g，薄荷10g，菊花10g，蝉蜕10g，元参12g，皆阴寒之品。

辨证：此太阳中风之表虚证，前医不识误用辛凉苦寒，而致证不解而阳气更伤，故急投桂枝汤以救之。

桂枝10g，白芍12g，生姜10g，甘草3g，大枣10g，当归10g，川芎6g，益母草15g。

二诊：服上药1剂，热退，汗出，恶风畏寒大减，体温降至正常，饮食增加，少腹痛止，原方去益母草再进1剂。

三诊：2剂后阳气得复，太阳中风诸症俱愈，仅左侧乳下肿胀未消，又因患病而断乳，乳汁不通而肿胀更甚。后配合外治，予温经散寒，活血祛瘀之剂内服外敷调理而愈。

彪按：凡证皆有阴阳，外感疾病也不例外，犯了方向性错误，不仅无效,而且还有可能治成坏证。本例患者"汗多不止,畏风,畏寒。舌淡苔薄白,舌边齿痕明显,脉浮细数"显为风寒表虚之太阳中风证,而医者不识,竟按温病治之,致诸症加剧,变症丛生。刁老精于伤寒,观其脉证,桂枝证仍在,又据《金匮要略·妇人产后病脉证并治》:"产后风,续之数十日不解,头微痛,恶寒,时时有热,心下闷,干呕汗出,虽久,阳旦证续在耳,可与阳旦汤。即桂枝汤。"所论与本证合,故予桂枝汤为主加当归、川芎等以治之,而获速效。其所加当归、川芎、益母草者,盖产后血虚多瘀也。

案十一　桂枝汤加味治疗小儿斜颈案(胡天成先生医案)[20]

吴某,女,5岁。1979年11月9日初诊。其母代诉:8天前患儿在田间玩耍,不慎失足落水,当时仅将裤子打湿,头身未见外伤,患儿亦未诉任何不适。傍晚,其父收工回家,即发现患儿颈项向左偏斜,不能转动,入夜不能平睡,呼叫颈项疼痛。因疑为"失枕",次日即请人"端颈",未见好转。第3日又外敷药2次,均未见效。病后,患儿白天嬉戏如常,暮夜即感不适,要母怀抱。如此已8日,病无起色。亲友又以为"骨伤"所致,嘱到骨科就诊,经检查排除颈椎病,遂邀笔者诊治。其时患儿头颈明显向左偏斜,颈项肌肉强硬,皮色不变,亦不发热,但压之疼痛,头汗甚多,口干喜饮,饮食减少,大便日1次,小便不黄,舌质正常,苔白,脉浮。审为太阳中风,经输不利,处桂枝加葛根汤加天花粉。处方:桂枝10g、白芍15g、生姜10g、大枣12g、甘草3g、葛根24g、天花粉18g。水煎服,1日1剂。

二诊:其母诉上方连服3剂,1剂汗止,3剂颈即不偏,唯转动尚欠灵活。此太阳经输之气尚未完全疏通之故,仍守上方,更加秦艽15g、丝瓜络12g以祛风通络。结果病儿继服2剂后,颈项即活动自如。

彪按:5岁小儿,初冬落水,寒邪侵袭机体,太阳首当其冲,而现《伤寒论》所云:"太阳之为病,脉浮,头项强痛而恶寒。"此案患儿颈项偏斜,乃项强之甚;暮夜喜投母怀即恶风之征;风性疏泄,卫外不固,营阴不能内守则汗出。观其脉证,当为太阳中风,经输不利之证。《伤寒论》云:"太阳病,项背强几几,反汗出恶风者,桂枝加葛根汤主之。"

故投以桂枝汤解肌祛风，调和营卫；重用葛根解肌散经输之邪而治项强疼痛，又因口干喜饮，加天花粉生津止渴，且天花粉亦为解痉要药，观《金匮要略》治疗柔痉之瓜蒌桂枝汤可知。此加味法亦为仲景经典用药法。

案十二　桂枝汤加味治疗痢疾案（赵明锐先生医案）[21]

早年我在京之时，协和医院成君之外甥女，年4岁，患发热、恶寒，自汗，下痢，日下10至20次，为脓血便，经北京儿童医院诊为毒痢，举家惶惶，邀余诊治。当晚即给予桂枝汤一剂，次日中午余去探望时，其病若失，患儿在院中玩耍。桂枝6克，白芍10克，炙甘草12克，黄连2克，姜枣为引。

彪按：外感而致下痢与普通之下痢治法有别，外感所致者，表不解则痢不止。本例患儿"发热，恶寒，自汗"显为桂枝汤证也，其下痢与外感有关，表解则痢可止。喻嘉言谓之逆流挽舟法。但本证要与葛根芩连汤证相区别。葛根芩连汤是仲景用以治疗表邪未尽，误用下法，致热邪入里引起的协热下痢的方剂，又可以治疗表里皆热之下痢，其大便多臭秽，肛门多红而灼热。而桂枝汤加黄连是治疗因表有风寒之邪，郁热于里之下痢，是为鉴别。赵明锐先生说："用桂枝汤治疗表证痢应十分注意药量的配合，方中白芍、甘草（以生甘草易炙甘草）的用量需超过桂枝量的一倍，这样就改变了桂枝汤的性质，方可奏效。"这属于先生独到经验，值得学习研究。

案十三　患感冒辄畏寒不止案（大塚敬节先生医案）[22]

某患者，每次患感冒都特意从福井县来东京找我诊治。或许有人认为像感冒这样的病没必要如此费事。但是该患者每次感冒，必须服用我的处方才能治愈。与该患者的交往可上溯到1942年，当时患者30岁左右，住在镰仓。有一次患感冒，持续出现低热、畏寒、头痛等症状不见好转而来我处就诊。当时给予桂枝汤治疗，病情立刻好转，后来每次感冒，给予桂枝汤或桂枝麻黄各半汤，便会很快治愈。后因战争激烈化，该患者疏散到了福井县。每次感冒仍然是畏寒、低热、头痛等症状总不见好转，所以特意从福井县来东京就诊。但是，患者近两三年身体渐胖。感冒后仍予桂枝汤或桂枝麻黄各半汤治疗后不见好转，而用柴胡桂枝汤可以治愈。症状未变，仍是畏寒、头痛、低热，但腹证发生了变化。腹诊时，诉右侧季肋部有抵抗感，有胸胁苦满症状，这是使用柴胡的指征，便使用了小柴胡汤和桂枝汤合在一起的柴胡桂枝汤。这表明患者由可以使用桂枝汤的虚证体质变成了适用柴胡桂枝汤的实证。

彪按：大塚敬节先生为20世纪著名的日本汉方医家，他注重方证辨证及腹诊，临床经验颇为丰富。患者早年每感冒则低热恶寒头痛，先生处以桂枝汤则可速愈。后来患者身体变胖，再感冒服用桂枝汤则无效，很有意思。先生为患者进行腹诊时发现，患者右侧季肋部有抵抗感，有胸胁苦满症状，从而确认为这是使用柴胡的指征，便使用了柴胡桂枝汤，结果又获良效，可见腹诊的临床价值还是非常大的。先生认为，桂枝汤常用于感冒初起，但有时也用于长期有发热、恶寒症状而无其他明显异常者。使用麻黄汤和葛根汤，虽然汗出，但是仍有发热、恶寒不能去除时，有时也宜于使用桂枝汤。这种情况下，脉浮弱是指征之一。桂枝汤有强壮的作用。古人认为它有改善气血循环，调和阴阳的作用。比起体力充实者，桂枝汤用于衰弱者较多。

案十四　关节炎后的丹毒案（大塚敬节先生医案）

五十一岁男性，十几天前患急性关节炎，投予甘草附子汤七日量，服药治愈，但是昨天晚上开始出现重度恶寒，发热，体温达39.0℃，要求我往诊。患者像是感冒，但是详细诊察时，发现前额部稍微红肿，触摸局部有灼热感，轻微疼痛，诊为丹毒。脉浮弱，自诉头痛。

遂以脉浮弱、头痛、发热、恶寒为指征，投予桂枝汤治疗。服药后恶寒减轻，汗出，翌日体温降至37.5～37.6℃，服药八天痊愈。

彪按：丹毒多发生在小腿，皮肤红而热，乍看像热证，多治以清热解毒之法。先生"以脉浮弱、头痛、发热、恶寒为指征，投予桂枝汤治疗"取得了非常好的效果，这为我们辨治丹毒提供了新思路，也再次证明了辨方证的重要性。

四、桂枝汤的禁忌证

桂枝汤虽然被称为"群方之冠",但也非无往不利,用不对证,也会出现不良反应。观《伤寒论》原文可知,以下几种情况还是不能用桂枝汤的。

《伤寒论》第 6 条:"太阳病,发热而渴,不恶寒者,为温病。"对那些但热不寒者多属温病范畴,不宜用桂枝汤。

第 16 条:"若其人脉浮紧,发热汗不出者,不可与之也。常须识此,勿令误也。"

第 17 条:"若酒客病,不可与桂枝汤,得之则呕,以酒客不喜甘故也。"

凡素有湿热之人,以及阴虚阳旺之体,桂枝汤辛甘温散,不宜使用。

经方家武简侯言:"患者体质素强而内热充实者,不需用之。若内热充实,而见口渴、舌干、唇绛则非本方所宜也。"

(叶天士)治一人,屡屡失血,饮食如故,形瘦面赤,禀质木火,阴不配阳。据说服桂枝汤治外感,即得此恙。凡辛温气味宜戒,可以无妨。徐灵胎批曰:咳嗽夹火者,服桂枝汤必吐血,百试百验。

以上桂枝汤之禁忌当熟记。

五、结语

历代医家对桂枝汤都进行了发挥应用,通过对先辈们医案的学习,笔者深有感触,医家们对桂枝汤如此青睐是有其道理的。桂枝汤外可以调营卫,内可以调阴阳,中可以建中气,故表里内外的疾病均可以治疗。

1. 遵大论,辨识桂枝汤证

通过学习先辈们应用桂枝汤的大量医案,我们不难发现,他们都是在纷繁复杂的证候中辨识桂枝汤证的,如《伤寒论》第 2 条曰:"太阳病,发热,汗出,恶风,脉缓者,名为中风。"太阳中风是桂枝汤的经典证，但不是全部，《伤寒论》与《金匮要略》中应用桂枝汤条文众多。

如第12条："太阳中风，阳浮而阴弱，阳浮者，热自发；阴弱者，汗自出。啬啬恶寒，淅淅恶风，翕翕发热，鼻鸣干呕者，桂枝汤主之。"

第13条："太阳病，头痛，发热，汗出，恶风，桂枝汤主之。"

第15条："太阳病，下之后，其气上冲者，可与桂枝汤，方用前法；若不上冲者，不得与之。"

第16条："太阳病三日，已发汗，若吐、若下、若温针，仍不解者，此为坏病，桂枝不中与之也。观其脉证，知犯何逆，随证治之。桂枝本为解肌，若其人脉浮紧，发热汗不出者，不可与之也。常须识此，勿令误也。"

第17条："若酒客病，不可与桂枝汤，得之则呕，以酒客不喜甘故也。"

第19条："凡服桂枝汤吐者，其后必吐脓血也。"

第24条："太阳病，初服桂枝汤，反烦不解者，先刺风池、风府，却与桂枝汤则愈。"

第25条："服桂枝汤，大汗出，脉洪大者，与桂枝汤，如前法。若形似疟，一日再发者，汗出必解，宜桂枝二麻黄一汤。"

第42条："太阳病外证未解，脉浮弱者，当以汗解，宜桂枝汤。"

第44条："太阳病外证未解，不可下也，下之为逆；欲解外者，宜桂枝汤。"

第45条："太阳病，先发汗不解，而复下之，脉浮者不愈。浮为在外，而反下之，故令不愈。今脉浮，故在外，当须解外则愈，宜桂枝汤。"

第53条："病常自汗出者，此为荣气和，荣气和者，外不谐，以卫气不共荣气谐和故尔。以荣行脉中，卫行脉外，复发其汗，荣卫和则愈，宜桂枝汤。"

第54条："病人脏无他病，时发热、自汗出而不愈者，此卫气不和也。先其时发汗则愈，宜桂枝汤。"

第56条："伤寒不大便六七日，头痛有热者，与承气汤。其小便清者，知不在里，仍在表也，当须发汗，若头痛者必衄，宜桂枝汤。"

第57条："伤寒，发汗已解，半日许复烦，脉浮数者，可更发汗，宜桂枝汤。"

第91条："伤寒，医下之，续得下利清谷不止，身疼痛者，急当救里；后身疼痛，清便自调者，急当救表。救里宜四逆汤，救表宜桂枝汤。"

第95条："太阳病，发热，汗出者，此为荣弱卫强，故使汗出。欲救邪风者，宜桂枝汤。"

第164条："伤寒，大下后，复发汗，心下痞，恶寒者，表未解也。不可攻痞，当先解表，表解乃可攻痞。解表宜桂枝汤，攻痞宜大黄黄连泻心汤。"

第234条："阳明病，脉迟，汗出多，微恶寒者，表未解也，可发汗，宜桂枝汤。"

第240条："病人烦热，汗出则解，又如疟状，日晡所发热者，属阳明也。脉实者，宜下之；脉浮虚者，宜发汗。下之，与大承气汤，发汗，宜桂枝汤。"

第276条："太阴病，脉浮者，可发汗，宜桂枝汤。"

第272条："下利，腹胀满，身体疼痛者，先温其里，乃攻其表，温里宜四逆汤，攻表宜桂枝汤。"

第387条："吐利止而身痛不休者，当消息和解其外，宜桂枝汤小和之。"

《金匮要略·妇人产后病》："产后风，续之数十日不解，头微痛，恶寒，时时有热，心下闷，干呕，汗出，虽久，阳旦证续在耳，可与阳旦汤。即桂枝汤。"

熟练掌握这些桂枝汤的条文是我们用好桂枝汤的基础，也是我们灵活应用桂枝汤的智慧源泉。

2. 遵古法，应用桂枝汤

仲景在桂枝汤的方后注记载相当详细，从药物的修治到煎煮法，从温覆取汗到服药方法，从周时观之到饮食禁忌，反复叮咛，谆谆教诲。

观医家们应用桂枝汤基本上也都是温覆、啜热稀粥、取汗等，遵古法而取效。反观我们现在的煎药法仅为水煎服，既不温覆取汗，又不注意饮食禁忌，恣食生冷黏滑等物，无效果反怪桂枝汤无用，甚为可叹！

3. 据病情，随证加减

有的医生说经方不可加减，要用原方。这种观点我不太赞成，以古方治今病，譬如拆旧屋盖新房，必须经匠人之手而后可。当然随证加减而非随意加减。仲景本人应用经方也是加减的，如小柴胡汤、小青龙汤、四逆散、真武汤后不都有很多加减吗？桂枝汤证出现项背强几几，不是用桂枝加葛根汤吗？仲景本人能加减，为何我们不能加减。关键点在于我们要懂得经方的结构，才能加减，否则，胡乱加减肯定是无效的。

通过学习先辈们应用桂枝汤的医案，笔者发现，症状简单者一般都是用的原方，如刘渡舟先生治疗"时发热自汗出案""汗出偏沮案"，曹颖甫先生治疗杨兆彭案，都是用的原方，未做加减。曹颖甫先生治疗叶君案，因患者汗少而加浮萍增强发汗作用，姜佐景先生治疗谢先生案，因患者消化不好而加六神曲、谷麦芽，因小便赤而加赤茯苓，刁本恕先生治疗产妇外感误用寒凉案，因患者产后血虚夹瘀而以桂枝汤加当归、川芎、益母草。胡天成先生治疗小儿斜颈用桂枝汤加葛根、天花粉以舒筋解痉。而大塚敬节先生则参考患者腹征，以桂枝汤合小柴胡汤取得良效。这些大师们的经验耐人寻味，值得效法。常读这些医案可训练我们的临床思维，开人智慧。

稻叶克说："桂枝汤方，诚然尽善尽美，方中意味无穷，而其应用之妙，不可尽言。"又言："大凡以为桂枝汤唯治表证之剂，此乃肤浅之见；又以其主治气上冲者，亦尚未深得其要。"

清代柯琴在《伤寒附翼》中桂枝汤条后言："但见一症便是，不必悉具，惟以脉弱自汗为主耳。"的确，脉弱自汗这是应用桂枝汤的抓手。

笔者认为：适合应用桂枝汤的人大多是脾虚之人，应用桂枝汤的独证为自汗、恶风、脉弱。假如患者体瘦肤白，肌肤细腻，那就更精准了。桂枝汤为强壮剂，服用后不仅可以消除患者的症状，还可以明显改善体质,桂枝汤是一首值得深入研究的处方,不愧为"群方之祖"。

参考文献

[1] 黄煌.医案助读[M].北京:人民卫生出版社,2001:1-2.

[2] 苏巧珍,等.经方半月谈[M].郑州:河南科学技术出版社,2019:52.

[3] 李景超,等.伤寒九十论[M]//许叔微医学全书.北京:中国中医药出版社,2015:65.

[4] 吴雄志.吴述伤寒杂病论[M].沈阳:辽宁科学技术出版社,2016:364-365.

[5] 赵兰才.许叔微医案集按[M].北京:华夏出版社,2012:2.

[6] 吴雄志.吴述伤寒杂病论[M].沈阳:辽宁科学技术出版社,2016:436-439.

[7] 黄煌.张仲景50味药证[M].北京:人民卫生出版社,2020:28.

[8] 黄煌.张仲景50味药证[M].北京:人民卫生出版社,2020:32.

[9] 苏巧珍,等.经方半月谈[M].郑州:河南科学技术出版社,2019:40.

[10] 曹颖甫.经方实验录[M].福州:福建科学技术出版社,2004:35.

[11] 曹颖甫.经方实验录[M].福州:福建科学技术出版社,2004:36.

[12] 曹颖甫.经方实验录[M].福州:福建科学技术出版社,2004:37.

[13] 曹颖甫.经方实验录[M].福州:福建科学技术出版社,2004:38.

[14] 曹颖甫.经方实验录[M].福州:福建科学技术出版社,2004:39.

[15] 曹颖甫.经方实验录[M].福州:福建科学技术出版社,2004:44.

[16] 娄绍昆.娄绍昆经方医案医话[M].北京:中国中医药出版社,2004:91.

[17] 刘渡舟.经方临证指南[M].北京:人民卫生出版社,2013:1.

[18] 刘渡舟.经方临证指南[M].北京:人民卫生出版社,2013:3.

[19] 杨殿兴,等.四川名家经方实验录[M].北京:化学工业出版社,2013:31-32.

[20] 杨殿兴,等.四川名家经方实验录[M].北京:化学工业出版社,2013:310-311.

[21] 赵明锐.经方发挥[M].北京:人民卫生出版社,2009:64-65.

[22] 大塚敬节.汉方诊疗三十年[M].北京:华夏出版社,2009:36.

《伤寒杂病论》应用麻黄探析

高立珍

摘　要　麻黄是张仲景在《伤寒杂病论》中应用较广的一味中药，在《伤寒论》中入方 14 次，在《金匮要略》中入方 23 次[1]，共计 37 次，可见仲景对麻黄的重视程度。现代药理研究认为，麻黄的主要成分为麻黄碱，并含少量伪麻黄碱、挥发油、黄酮类化合物、麻黄多糖等。这就使麻黄具有发汗解表、宣肺平喘、散寒除痹、温阳、缩尿、减肥、除癥、抗过敏等诸多作用。麻黄经过配伍不仅可以治疗表证，也可以治疗里证。合理的配伍是药物取得疗效而避免毒副作用的有效方法。经过配伍，其治疗范围颇广。本文探讨了麻黄配桂枝、麻黄配附子、麻黄配杏仁、麻黄配细辛、麻黄配石膏、麻黄配黄芪、麻黄配芍药、麻黄配甘草、麻黄配苍术、麻黄配乌头等十个药对配伍机理与临床应用，深入挖掘了仲景应用麻黄的诸多妙处。麻黄虽是临床常用而效果极佳的中药，但应用不当也会造成不良反应，如出现心慌、血压升高、失眠、尿潴留等。故本文对如何安全使用麻黄进行了深入探讨。麻黄体质是安全使用麻黄的基础，黄煌老师对麻黄体质进行了系统研究，为我们提供了有益的参考。此外，麻黄的使用剂量、煎煮方法、麻黄的配伍及服用方法等诸多方面也是安全使用麻黄非常重要的方面。掌握了这些内容对临床安全合理使用麻黄是大有裨益的。

关键词　麻黄；药证；伤寒论；金匮要略

麻黄是《伤寒杂病论》中应用颇广的一味药物，如麻黄汤、麻杏甘石汤、麻黄附子细辛汤、越婢汤、麻黄连翘赤小豆汤、乌头汤等。它不仅可以用于治疗表证，也可以治疗里证。但从清代温病学说兴起后，麻黄的应用越来越少，许多医生畏麻黄为蛇蝎，如何学好用好麻黄，让麻黄充分发挥应有的效力，是当今需要研究的一个重要课题。本文拟从麻黄的药证、麻黄的配伍、麻黄类方等方面进行分析研究。

一、麻黄的药证

麻黄是多年生灌木植物，主产于山西、河北、内蒙古、陕西、甘肃、新疆等地。麻黄耐严寒和干旱。麻黄的草质茎入药，色淡绿或黄绿，内芯红棕、味苦涩。因"其味麻，其色黄"（《本草纲目》），而得名麻黄。对于麻黄的记载首见于《神农本草经》，经文曰："味苦温，主中风伤寒，头痛，温疟，发表出汗，去邪热气，止咳逆上气，除寒热，破癥坚积聚。"

《名医别录》："微温，无毒。主治五脏邪气缓急，风胁痛，字乳余疾，止好唾，通腠理，疏伤寒头痛，解肌，泄邪恶气，消赤黑斑毒。"

《本草纲目》："麻黄乃肺经专药，故治肺病多用之。张仲景治伤寒，无汗用麻黄，有汗用桂枝。"

《景岳全书》："若寒邪深入少阴、厥阴筋骨之间非用麻黄、官桂不能逐也……足厥阴风痛目痛。"

《本经疏证》："……栽此物之地，冬不积雪，为其能伸阳气于至阴中，不为盛寒所凝耳。夫与天之寒，声相应气相求者，于地为水，于人身为精血津液，故天寒则地中之水皆凝为冰而不流。人身亦然，精被寒凝，则阳气沸腾，鼓荡于外，为伤寒温疟。邪热在表而无汗，津液被寒，则其质凝聚为水，而其中之气，奔进上迫，为咳逆上气，血被寒则脉络不通，为癥坚积聚。麻黄气味轻清，能彻上彻下，彻内彻外，故在里则使精血津液流通，在表则使骨节肌肉毛窍不闭，在上则咳逆头痛皆除，在下则癥坚积聚悉破也。"

其实，张仲景对麻黄的应用相当广泛，《伤寒论》中有麻黄方14首，《金匮要略》中有23首，其中的麻黄汤、大青龙汤、麻黄附子细辛汤等，成为后世应用麻黄的经典方。而后世医家对麻黄的应用也进行了许多发挥。

对于麻黄的药证，黄煌老师进行了深入的挖掘与探讨。黄教授认为，麻黄的药证为：黄肿，兼治咳喘、恶寒无汗而身痛者[2]。

所谓黄肿，是指面色黄暗而浮肿。黄肿是张仲景使用麻黄的客观指征。对于黄肿，临床表现也不尽一致，有的一身悉肿，如治疗"里水"的甘草麻黄汤，主治"一身面目黄肿，其脉沉，小便不利"及"风水恶风，一身悉肿，脉浮不渴，续自汗出，无大热"的越婢汤证。临床所见浮肿的程度不一，有的一身悉肿，有的仅虚浮身体重，也有的面色黄暗，肌肉松浮，有浮肿倾向，也有部分患者晨起眼睑肿，下午下肢肿者，也有无明显水肿，而仅是面色黄暗。临床上无论有汗无汗，只要见浮肿或浮肿貌而面色黄暗者，均可使用麻黄。黄肿，是仲景使用麻黄的重要客观指征。

咳喘是麻黄证之一。《伤寒论》第35条："太阳病，头痛，发热，身疼，腰痛，骨节疼痛，恶风，无汗而喘者，麻黄汤主之。"防己黄芪汤条下有"喘者，加麻黄半两"。咳喘为临床所常见，张仲景谓之"咳逆上气""肺胀"等，咳喘有时亦多伴有喉中痰声，或有哮鸣音，张仲景谓之"喉中水鸡声"。黄肿而伴有咳喘是安全使用麻黄的最佳指征。

疼痛是临床所常见的症状，恶寒无汗而身疼痛，是机体感受寒邪时所出现的一组症状，同时也是应用麻黄的重要指征。恶寒，是虽不当风受寒而有寒冷感；无汗，即皮肤干燥，没有汗出；身疼痛，是指全身性的疼痛感、酸沉感、困重感、拘紧感。恶寒与身疼痛均为自觉症状，但无汗一症较为客观，视之可见，触之可及，除了问患者有无汗，我们还常采用摸手心的方法来鉴别，因手心汗腺比较发达，如果手心触之干燥则通常无汗。此外，黄煌老师认为，患者皮肤干燥而粗糙，或如粟粒，或如鱼鳞，通常可以说明患者平时无汗或少汗。不易出汗的人的肤色也多黄暗而缺乏光泽。对于无汗的患者，张仲景常以出汗作为取效的标准。

《伤寒论》甘草麻黄汤条下有"不汗，再服"的记载，可见患者原本是"无汗"的，而作为服药效果的标准就是出汗。麻黄有发汗作用，通过配伍可达到大发汗与微发汗的目的。大剂量使用麻黄可增强其发汗作用，如大青龙汤麻黄用六两，则其发汗作用较强，主治"太阳中风，脉浮紧，发热，恶寒，身疼痛，不汗出而烦躁者"，由于该方的发汗作用强烈，所以，张仲景特意说明"若脉微弱，汗出恶风者，不可服之"。如果误服，则会出现"服之则厥逆，筋惕肉瞤，此为逆也"的不良后果。而《伤寒论》302条麻黄附子甘草汤证，主治"脉微细，但欲寐也"的少阴病，谓能"微发汗"。

黄煌老师不仅对麻黄证进行了深入研究，还对于适合吃麻黄的患者群体进行了归纳总结，黄煌老师称之为麻黄体质或麻黄人。所谓"麻黄体质"，即容易出现麻黄证的体质类型：患者体格粗壮，面色黄暗，皮肤干燥且较粗糙。恶寒喜热，易于着凉，着凉后多肌肉酸痛，无汗发热；易于鼻塞，气喘；易于浮肿，小便少，口渴而饮水不多。身体沉重，反应不敏感。舌体较胖，苔白较厚，脉浮有力。临床使用麻黄或麻黄剂，应注意麻黄体质是否存在。如果体格羸瘦，唇红咽肿，脉象数促者，虽无汗也不能使用麻黄，否则会导致心悸动，汗出过多，甚至虚脱等副反应[3]。这为我们安全使用麻黄提供了有益参考。

二、麻黄的功效

现代药理研究认为，麻黄的主要成分为麻黄碱，并含少量伪麻黄碱、挥发油、黄酮类化合物、麻黄多糖等。这就使麻黄具有发汗解表，宣肺平喘，利水，抗过敏等诸多作用。

1. 发汗解表

麻黄是中医传统的发汗药物，如治疗风寒感冒常用麻黄汤，麻黄主要成分是麻黄碱、次麻黄碱和伪麻黄碱，能够收缩鼻黏膜血管，缓解鼻塞、流鼻涕。张山雷在《本草正义》中说："麻黄轻清上浮，专疏肺郁，宣泄气机，是为治外感第一要药。"[4]陶弘景曰："麻黄疗伤寒，解肌之第一药。"《伤寒杂病论》中治伤寒，有麻黄汤、葛根汤、大青龙汤、小青龙汤等，皆取麻黄发汗解表之功。当然张仲景在应用麻黄的发汗作用时很重视麻黄的剂量、药物的配伍及患者的体质情况。

2. 疏风抗过敏

麻黄可以用于治疗各种过敏性疾病，因其具有肾上腺素样免疫抑制作用，如小青龙汤常用于治疗过敏性鼻炎及哮喘等。此外麻黄也可以治疗多种皮肤病。如潘斌璋采用冉雪峰老中医的麻黄蝉衣汤，即麻黄、蝉蜕、槐花米、黄柏、乌梅、板蓝根、甘草、生大黄各10克，用于治疗慢性荨麻疹取得了较好的效果[5]。本方以麻黄命名，可见冉老对麻黄的重视。《方药心悟》中记载：常州已故名老中医张效良先生有一验方名三净汤，由净麻黄10克，净黄连9克，净蝉蜕15克，白鲜皮20克，地肤子20克，紫背浮萍20克组成，擅长治疗荨麻疹、湿疹、药疹，效果很好[6]。民间治疗老年性皮肤干燥症，可用麻黄猪肤汤：即用麻黄15克，猪皮100克，同煎，去渣后调入白糖10克，1日内分3次服[7]。对于一些体质壮实，大便秘结的皮肤病患者，可以采用表里双解法，以麻黄与大黄、石膏等同用，如防风通圣散，往往可以汗出便通而痒消。

3. 止咳平喘

现代药理研究认为，麻黄所含之麻黄碱具有拟肾上腺素样作用，可扩张支气管，用于咳喘。麻黄治疗咳喘历史悠久，张仲景在《伤寒论》第35条中说："太阳病，头痛发热，身疼腰痛，骨节疼痛，恶风无汗而喘者，麻黄汤主之。"这是应用麻黄剂治疗咳喘的较早记载。《伤寒论》63条："发汗后，不可更行桂枝汤，汗出而喘，无大热者，可与麻黄杏仁甘草石膏汤。"《金匮要略·肺痿肺痈咳嗽上气病脉证治》："咳而上气，此为肺胀，其人喘，目如脱状，脉浮大者，越婢加半夏汤主之。""咳而上气，喉中水鸡声，射干麻黄汤主之。"等都是以麻黄为主药而治疗咳喘的。

4. 散寒除痹

麻黄碱具有肾上腺素样作用，可抑制免疫，临床常用于治疗各种免疫性疾病。

《素问·痹论》曰："风寒湿三气杂至，合而为痹也。"麻黄具有辛温宣散，通痹止痛之功效。张仲景风寒湿痹多用麻黄剂。如麻黄汤治疗"身疼腰痛，骨节疼痛"；麻黄加术汤之治"湿家身烦疼"；桂枝芍药知母汤之治"诸肢节疼痛"；乌头汤治"病历节，不可屈伸，疼痛"；麻杏苡甘汤治"病者一身尽疼，发热，日晡所剧者"等。

麻黄为治痹要药，《伤寒杂病论》之麻黄加术汤、桂枝芍药知母汤、乌头汤等治痹名方都用了麻黄，痹证无论寒热，均有配伍使用麻黄的机会。

5. 提神抗疲劳

麻黄具有提神抗疲劳作用，可以用来作为兴奋剂，对白天困顿、精神不好的人有效。日本医家大塚敬节先生晚年常服葛根汤提神来看病[8]，而葛根汤中的麻黄为提神之品。

6. 治疗嗜睡

"少阴之为病，脉微细，但欲寐也"，"但欲寐"既包括睡不着，又包括嗜睡。因为麻黄能兴奋中枢神经系统，所以能够治疗嗜睡。临床常用麻黄附子细辛汤来治疗嗜睡患者，非常有效。笔者曾治疗一大学生，每天早上必迟到，原因为睡不醒，后班主任带他来就诊，望其舌淡，苔白，脉沉细，遂处以麻黄附子细辛汤，5剂而愈，自此未再迟到过。又治一针刀班学生，准备考研，但苦于困倦而难以集中精神学习，处以葛根汤原方，服药一剂后，感觉体力恢复，精神状态转佳，已能集中精力学习，后考取了研究生，遂感叹经方之妙，实麻黄兴奋之功也。

7. 温阳

麻黄所含之麻黄碱有类似肾上腺素样作用，可支持循环，能够改善末梢循环。所以临床可以应用麻黄附子细辛汤等来治疗冻疮及其他末梢循环不良的疾病。

8. 缩尿

麻黄剂如麻黄汤、麻杏甘石汤、小青龙汤等常可治疗遗尿，其核心药物即是麻黄，其机理是兴奋肾上腺能神经，增加膀胱括约肌的张力。如配伍菟丝子、熟地黄等补肾填精的药物效果会更好，可以减少夜间尿液的分泌。吕修业认为[9]：麻黄治遗尿颇效，在温肾益气，固脬缩尿方药中加麻黄，确有显效；经反复实践，拟用麻黄、益智仁、黄芪、桑螵蛸、甘草共五味，药量可按年龄大小，给常用量，唯麻黄可多些，如去麻黄，效果就差。使用中未见副作用。遗尿止后，每周再给1～2剂，续治1个月，以巩固疗效。经治3～18岁患者35例，仅1例复发。老人用此方，也有显效。

9. 利尿除湿

麻黄除了发表，还可以利小便，有的患者服用麻黄剂后不出汗，而表现为小便增多。张仲景也常用麻黄配伍健脾祛湿的药物来治疗痹证，如麻黄加术汤、麻杏苡甘汤、桂枝芍药知母汤等。

10. 减肥

麻黄的发汗和利尿作用，常可以用来减肥。国外应用麻黄剂来减肥有曾因为使用不当而导致严重不良反应者。麻黄剂主要适用于"麻黄体质"的患者，患者体格粗壮，面色黄暗，皮肤干燥且较粗糙的麻黄人才有良效[10]。

11. 除癥

《神农本草经》中记载麻黄可"破癥坚积聚"，后世的代表方阳和汤中即含有麻黄，用于治疗阴疽。麻黄的除癥作用不是很强，临床中需要加大使用剂量。

12. 通经

麻黄对月经后期的患者有通经作用，经方家黄煌教授擅长应用麻黄温经汤或葛根汤[11]来治疗月经后期或多囊卵巢综合征多能取效。笔者对于月经后期或月经稀发者亦常在原方基础上加用6～9克生麻黄，的确有较好的通经作用。

麻黄的药性特点是具有双向调节的作用：一是既治失眠，又治嗜睡。二是既利尿又缩尿。麻黄通过发表来发挥利尿作用，同时通过增加膀胱肌的张力来治疗遗尿。三是既发汗又止汗。发汗主要是用麻黄枝干，止汗用麻黄根。四是既壮阳又拔肾。壮阳是指麻黄可以治疗阳痿这类疾病；麻黄也能拔肾，比如小青龙汤误用后出现逆证，导致哮喘持续、心功能不全等，这些逆证有时需用真武汤来救治。五是既增强免疫又抑制免疫。麻黄附子细辛汤治疗体虚易感，能够增强免疫。麻黄配附子增强的是细胞免疫，能够治疗细胞免疫功能低下导致的经常性感冒；麻黄配附子又能抑制体液免疫，能够治疗体液免疫导致的自身免疫病。

三、麻黄的配伍

《伤寒杂病论》中含麻黄的方剂共有37首，对于麻黄的配伍应用，仲景可谓灵活多变，治证众多，疗效显著。从仲景应用麻黄的经验来看，经过配伍既可以发汗解表散寒，亦可以用于热证咳喘，还可以通经止痛。施建华[12]把《伤寒杂病论》中麻黄的配伍归纳为：配桂枝，发汗解表；配杏仁，宣肺平喘；配石膏，清肺泄邪；配附子，助阳解表；配升麻，发越郁阳；配白术，发汗除湿；配连翘、赤小豆，发汗退黄；配射干、半夏，除痰蠲饮；配葛根，解肌舒筋；配厚朴，宣肺行气；配干姜，温肺祛邪；配生姜，发汗利水；配甘草，补脾宣肺；配乌头，散寒除湿，通阳宣痹；配薏苡仁，轻清宣泄，解表除湿；配黄芪，通肌肉阳气而祛湿邪；配蜀漆，发越阳气。

下面将麻黄的常用配伍（麻黄配桂枝、麻黄配附子、麻黄配细辛、麻黄配黄芪、麻黄配白术、麻黄配杏仁、麻黄配乌头、麻黄配石膏等）分述如下。

1. 麻黄配桂枝

桂枝味辛、性温。入心、肺、膀胱经。擅长发汗解肌，温通经脉，助阳化气。《神农本草经》中出现了牡桂、菌桂两条。牡桂条谓："味辛温。主上气，咳逆，结气喉痹，吐吸，利关节，补中益气。"菌桂条谓："味辛，温。主百病，养精神，和颜色，为诸药先聘通使。久服，轻身，不老，面生光华，媚好常如童子。"麻黄，《神农本草经》云："味苦温。主中风伤寒头痛，温疟，发表出汗，去邪热气，止咳逆上气，除寒热，破癥坚积聚。"麻黄、桂枝都是辛温发散之品，两药配伍相须为用，增强宣肺发表的功效，用于治疗寒邪外束肺气失宣的风寒表证、水饮、风寒湿痹等。

麻黄与桂枝配伍的方剂共有14首，是治疗风寒表实证的常用配伍形式。在解表发汗的方剂中，一般麻黄与桂枝的配伍比例是3:2，即麻黄的比例大于桂枝。桂枝去芍药加麻黄附子细辛汤、桂枝芍药知母汤中桂枝用量大于麻黄，桂枝不仅可助麻黄开腠理以发汗祛湿，而且又可温通经脉以止痛，因此用量加大。在大青龙汤中，麻黄的用量是六两，为《伤寒杂病论》中应用麻黄量最大者。清代医家张秉成在《成方便读》曰："麻黄辛温，中空外达，善行肌表卫分，为发汗之主药；桂枝辛温发散，以赤入营，协同麻黄入营分，解散寒邪，随麻黄而出卫，汗之即已。"

麻黄配桂枝是经方中经常出现的药对，桂枝与麻黄相伍，既可以助麻黄发汗不及，又能监制麻黄发汗太过，从而使麻黄发汗适中。麻黄易引起患者心慌，而桂枝则可以治疗心慌，经方配伍之妙由此可见。发汗解表，一般麻黄多于桂枝，用于通经止痛，一般桂枝多于麻黄。

2. 麻黄配附子

《神农本草经》云："附子，味辛温。主风寒咳逆邪气，温中，金创，破癥坚积聚、血瘕、寒湿痿躄、拘挛、膝痛不能行步，《御览》引云：为百药之长。"附子大辛大热，走而不守，为"药中四维"（熟地黄、人参、大黄、附子）之一，通彻十二经之阳，回阳救逆，温阳散寒。《伤寒论》中应用附子颇广，其中有用生附子者，有应用炮附子者，一般来说，炮附子偏于温通，生附子偏于回阳救逆。有用丸剂者，如乌梅丸，有用汤剂者，如附子汤等。附子汤中附子用量最大，用到三枚，肾气丸中附子仅用到一两，取少火生气之意。

麻黄辛温，解表散寒；附子辛热，温经助阳，麻黄配附子，可使太阳与少阴同治，如《伤寒论》302条曰："少阴病，得之二三日，麻黄附子甘草汤微发汗。"主要治疗少阴里虚兼表之轻证。如后代医家《魏氏家藏方》附子细辛汤，就是附子、麻黄与细辛、川芎相伍来温里止痛，主治头痛连脑户或额间与目相连，欲得热物熨者。

3. 麻黄配杏仁

麻黄味辛，微苦，性温，为发表散寒之品，长于发汗解表，宣肺平喘，利水消肿。现代药理学研究认为麻黄具有发汗、平喘、镇咳、利尿、抗炎、解热及抗变态反应等作用。苦杏仁，味苦，性温。入肺、大肠经。功能止咳平喘，润肠通便。《神农本草经》载杏仁："主咳逆上气，雷鸣，喉痹，下气，产乳，金疮，寒心，奔豚。"现代药理学研究认为苦杏仁能对呼吸中枢产生抑制作用，并有微弱的抗癌作用，杏仁的脂肪油有润肠通便作用。两药相配，能降泻上逆之肺气，而起到止咳平喘的作用。《伤寒贯珠集》云："麻黄轻以去实，辛以散寒，温以行阳，杏仁佐麻黄达肺气，泄皮毛止喘急。"[13]麻黄配杏仁，一宣一降，麻黄得杏仁，宣中有降，不致肺气宣发太过；杏仁得麻黄，降中有升，不致肺气肃降太过。麻黄配杏仁体现了仲景对调平法的应用。

4. 麻黄配细辛

《神农本草经》载细辛："主咳逆，头痛脑动，百节拘挛，风湿痹痛，死肌。久服明目，利九窍，轻身长年。"现代研究认为，细辛，味辛、性温，有小毒。入肺、肾、心经。其味辛香麻辣，功善走窜宣通，能通利九窍，上可入肺，温肺宣肺，通利水道；下能归肾，温肾助阳，气化行水。功擅解表散寒，祛风止痛，通窍，温肺化饮。本品既可以用于外感风寒，又可清除在里之沉寒，如与麻黄配伍可治疗太少两感证，如《伤寒论》麻黄附子细辛汤。麻黄长于散表寒，细辛长于散里寒，两者相伍，表里之寒可迅速散尽，如治疗外寒内饮的小青龙汤即是以麻黄配伍细辛。

5. 麻黄配石膏

麻黄，味辛、微苦，性温，入肺、膀胱经，有较强的发汗、平喘、利水作用。《神农本草经》谓"（麻黄）主中风伤寒头痛，温疟，发表出汗，去邪热气，止咳逆上气，除寒热，破癥坚积聚。"石膏，味辛、甘、性凉，入胃、肺经，为阳明及诸经气分药。有清热泻火，除烦止渴，发汗解肌等作用，《神农本草经》载："主中风寒热，心下逆气，惊，喘，口干舌焦，不得息，腹中坚痛，除邪鬼，产乳，金疮。"《名医别录》："除时气头痛身热，三焦大热，皮肤热，肠胃中膈热，解肌发汗，止消渴烦逆，腹胀暴气喘息，咽热。"张锡纯临床擅用生石膏，并谓："石膏，凉而能散，有透表解肌之力……是以愚用生石膏以治外感实热，轻症亦必至两许；若实热炽盛，又恒用至四五两或七八两，或单用，或与他药同用，必煎汤三四杯，徐徐温饮下，热退不必尽剂"。

麻黄与石膏配伍是仲景的经典配伍。麻黄配石膏，一温一寒，一表一里，麻黄受石膏监制，其发汗力量减弱，能充分发挥宣肺平喘之功。《本经疏证》曰："麻黄得石膏，则发散不猛。"石膏得麻黄辛散相助，则解肌透表之力更强，两者相反相成，可透达表里，清除内热，仲景麻杏甘石汤、大青龙汤等均采用了本配伍。

6. 麻黄配黄芪

黄芪为豆科植物蒙古黄芪或膜荚黄芪的根，《神农本草经》写作"黄耆"。耆者，长者也，是指年长的人。黄芪色黄入脾，脾为气血生化之源，故黄芪有"补气之长"之称。黄芪在《神农本草经》中列为上品。原文曰："味甘微温。主痈疽久败疮，排脓止痛，大风癞疾，五痔鼠瘘，补虚，小儿百病。"黄芪常可用于痹证的治疗，如黄芪桂枝五物汤可以治疗血痹。麻黄配黄芪见于乌头汤、三黄汤等。

黄煌老师认为[14]：麻黄配黄芪主治关节疼痛、汗出身重而肿者。方如"病历节，不可屈伸，疼痛，乌头汤主之"。防己黄芪汤加麻黄治"风湿，脉浮，身重，汗出恶风"见喘者，《千金》三黄汤治"中风，手足拘急，百节疼痛，烦热心乱，恶寒，经日不欲饮食"。

麻黄长于辛温散寒，通经止痛，能够发汗，黄芪甘温长于益气固表，能够止汗。麻黄得黄芪而不至于发汗太过，黄芪配麻黄则寒邪不至于停留体内，二药相反相成，共奏散寒祛邪，通络止痛，益卫固表之作用。

7. 麻黄配芍药

《神农本草经》中说："芍药味苦平。主邪气腹痛，除血痹，破坚积，寒热疝瘕，止痛，利小便，益气。"《伤寒论》中芍药应用较广，但书中并未说明是赤芍还是白芍。纵观整部《伤寒论》，仲景对于每一味药物的炮制都有详细说明，如桂枝要去皮，甘草要炙，葶苈子要熬等，而对于芍药则没有任何说明，这也说明仲景所用的是没有炮制的赤芍。

麻黄辛温，气轻而升浮，性烈而长于开表发汗以驱邪；而芍药性微寒，气重而沉降，性柔而凝滞，专司于收敛以和营。麻黄得芍药，则发散有度，升浮有制；芍药得麻黄，则收敛中寓发散，沉降中寓升浮，二药一散一敛，一升一降，一寒一温，一泄一补，相反而相成，成为佳配。

8. 麻黄配甘草

在《伤寒论》中，与麻黄配伍最多的药物中，甘草高居第1位。甘草首载于《神农本草经》，其曰："味甘平。主五脏六府寒热邪气，坚筋骨，长肌肉，倍力，金创肿，解毒，久服轻身延年。"《伤寒论》中所说的炙甘草应该是把新鲜的甘草放在火上烤干，属于现在的生甘草。现今用的炙甘草为蜜制甘草。一般来说生则寒凉而泻火，炙则温热而补中。据统计，在《伤寒论》中麻黄与甘草同用者达20首方之多，如麻黄汤、葛根汤、葛根加半夏汤、麻黄连翘赤小豆汤、大青龙汤、小青龙汤等。

麻黄长于发汗而性峻猛，甘草能缓和麻黄燥烈之性，使之发汗不致太过。服用麻黄容易导致心慌，而甘草则可以治疗心慌。

9. 麻黄配苍术

术在汉代并无白术与苍术之别，《神农本草经》曰："术，味苦温。主风寒湿痹，死肌，痉疸，止汗，除热，消食，作煎饵。久服轻身延年，不饥。"一般来说，后世健脾通便多用白术，燥湿治痹多用苍术。苍术味辛苦性温，为燥湿健脾之要药，能以其辛温之气味升散温化水湿，使脾气上归于肺，脾健则湿化。因此，治疗湿证常以苍术复脾之升作为方药的主体，通过燥湿达到祛邪扶正，然在脾虚湿积时肺亦不能独健，必失其下输之功能，通调受阻则湿必停蓄，又将辛温能发汗利尿之麻黄作配以助肺宣达，促其迅速复其通调，两药协作具有升脾宣肺而化湿之功。麻黄配苍术，如两药等量使用，临床常见能发大汗，苍术倍于麻黄则发小汗；苍术3倍于麻黄常见尿量增多，有利尿之作用；苍术4倍于麻黄，虽无明显之汗利，而湿邪则能自化，故多年来恒以两药之汗、利、化作用，广泛用于因湿邪引起的临床湿证[15]。

10. 麻黄配乌头

乌头味辛苦，性热，有毒，其力猛气锐，内达外散，能升能降，搜风胜湿，通经络，利关节，凡凝寒痼冷皆能开之通之。《长沙药解》："乌头，温燥下行，其性疏利迅速，开通关腠，驱逐寒湿之力甚捷，凡历节、脚气、寒痹、冷积、心腹疼痛之类并有疗效。"麻黄辛微苦而温，入肺、膀胱经，其性轻扬上达，善开肺郁，散风寒，疏腠理，透毛窍。《景岳全书》曰："麻黄以轻扬之性，兼辛温之味，善达肌表，走经络，大能发散恶邪风，祛除寒毒。"二者配伍，同气相求，药力专宏，外能宣表通阳达邪，内可透发凝结之寒邪，外攘内安，痹痛自无。类风湿关节炎之寒痹，筋骨关节冷痛剧烈，筋脉拘急，屈伸不利，得温痛减，遇冷加重者，治遵尤在泾"寒湿之邪，非麻黄乌头不能去"[16]之旨。

四、如何安全使用麻黄

1. 麻黄体质

一个人的体质与遗传及后天的生长都有关系，一个人的体质在一定时期内是相对稳定的。对于经方的使用，体质学说有重要的参考价值。关于麻黄体质，黄煌教授在《黄煌经方使用手册》[17]中有过专门的论述："患者体格粗壮，面色黄暗，皮肤干燥且较粗糙。恶寒喜热，易于着凉，着凉后多肌肉酸痛，无汗发热，易于鼻塞，气喘，易于浮肿，小便少，渴而饮水不多，身体沉重，反应不敏感，咽喉多不红，舌体较胖，苔白较厚，脉浮有力。多见于体格壮实的中青年和体力劳动者。易患呼吸道疾病，骨关节痛。寒冷、疲劳等是这种体质患者患病的主要诱因。"麻黄体质是我们安全使用麻黄的基础。如果是一个体质瘦弱，面白皮细，易汗出的患者，我们则不能选择麻黄及麻黄类方。如果体格瘦弱，唇红咽肿，脉象数促者，虽无汗也不能用麻黄，否则会导致心悸动，汗出过多甚至虚脱等不良反应[18]。根据仲景药证及本人经验，以下几种情况要慎用麻黄：①肌肤白皙，有上冲感，易烘热、汗出者；②脉弱无力者；③平素易头晕、目眩、心悸、失眠、烦躁不安者；④高血压、心脏病、糖尿病、肿瘤放化疗期间；⑤极度消瘦者；⑥尿潴留[19]。麻黄是拟肾上腺能的药物，单独使用时有的人会小便不利（虚极之人慎用），比如部分前列腺增生的患者会产生尿潴留，但是可以通过配伍去拮抗它。

2. 麻黄剂量

由于古今度量衡的改变，造成现今应用麻黄剂量差异很大。明代李时珍在《本草纲目》中云："古今异制，古之一两，今用一钱可也。"现在多从其说，以古之一两，折为一钱，约相当于今之 3 克。但上海的柯雪帆教授考证，认为汉代之一两约等于今之 15.625 克，今之临床医生亦有按此剂量应用者。当然也有折衷者，如黄煌老师有时把汉代之一两折算为今之 5 克或 10 克，常据患者病情需要而定，亦可参考。

急重症需用大剂量的麻黄，如大青龙汤、越婢汤及越婢加术汤用麻黄为六两。按一两等于 3 克折算也要 18 克。

用于咳喘、无汗身痛，方如麻黄杏仁甘草石膏汤、小青龙汤、射干麻黄汤、厚朴麻黄汤、麻黄汤、葛根汤、乌头汤等麻黄的用量为 3～4 两；或与附子、细辛配伍，治疗脉沉的无汗、水肿等，方如麻黄附子细辛汤、麻黄附子汤等；或与连翘、杏仁等同用，治疗发黄，方如麻黄连轺赤小豆汤等麻黄的用量为 2 两；至于用于湿家的肤痒或身体痛等，则麻黄用量更少，只有半两或 1 两。可以说，麻黄的用量比较灵活，与主治疾病、配伍、煎服法、体质等均有关[20]。

我们临床可根据患者的体质情况与病情需要选择麻黄的剂量，一般来说可以先从小剂量服起，如无不良反应可逐渐加量。

3. 麻黄的煎煮方法

仲景应用麻黄要求"先煮麻黄，去上沫"，即先将麻黄煮数沸，捞去浮沫，然后再加入他药共煮。盖因所浮之沫发汗过烈，去之则使其性归平和也。麻黄久煎可减轻不良反应。古人应用麻黄剂量较大，亦可能为新鲜麻黄，煎煮时沫较多，沫中所含之发汗成分较多，去之则可减缓其不良反应，今人用麻黄量少，且为干品，煎煮时沫很少，如果体质强健且取其发汗作用时，可以不去沫。如果体格瘦弱，易心慌气短者，则应久煎且去沫为宜。

4. 麻黄配伍

应用麻黄有时会出现不良反应，最常见者莫过于出汗过多及心慌。合理的配伍常能减轻或消除其不良反应。如麻黄配五味子，一散一收汗出就会减少。麻黄配以桂枝、甘草，则可以减少患者服药后心慌的出现，《伤寒论》曰："发汗过多，其人叉手自冒心，心下悸，欲得按者，桂枝甘草汤主之。"可见桂枝甘草可治疗和预防心悸的发生。

5. 服用方法

含有麻黄的方剂一般不宜空腹服，空腹服易致人心慌。对于入睡难或睡眠质量差者尽量不要晚上服，因麻黄有中枢兴奋作用，尤其是夜间服用时，有一部分患者容易导致失眠。如果取其发汗作用，要温覆取汗，不需啜粥，余如桂枝法将息。正确的服药方法对取得好的疗效具有非常重要的意义。

五、结语

麻黄在《伤寒论》中入方14次，在《金匮要略》中入方23次，共计37次，可见仲景对麻黄的重视程度。现代药理研究认为，麻黄的主要成分为麻黄碱，并含少量伪麻黄碱、挥发油、黄酮类化合物、麻黄多糖等。这就使麻黄具有发汗解表，宣肺平喘，利水，抗过敏等诸多作用。合理的配伍是药物取得疗效而避免毒副作用的有效方法。经过配伍，麻黄不仅可以用于治疗表证，也可以治疗里证，其治疗范围颇广。本文探讨了麻黄配桂枝、麻黄配附子、麻黄配杏仁、麻黄配细辛、麻黄配石膏等十个药对配伍机理与临床应用，深入挖掘了仲景应用麻黄的诸多妙处。麻黄虽是临床常用而效果极佳的中药，但应用不当也会造成不良反应，故本文从麻黄体质入手，探讨了麻黄的使用剂量、煎煮方法、麻黄的配伍及服用方法等诸多方面。掌握了这些内容对临床安全合理使用麻黄是大有裨益的。

参考文献

[1] 黄煌. 张仲景50味药证 [M]. 北京：人民卫生出版社，2020：53.

[2] 黄煌. 张仲景50味药证 [M]. 北京：人民卫生出版社，2020：58.

[3] 黄煌. 张仲景50味药证 [M]. 北京：人民卫生出版社，2020：76.

[4] 张山雷. 本草正义 [M]. 福州：福建科学技术出版社，2006：128.

[5] 潘斌璋. 麻黄蝉衣汤治疗慢性荨麻疹 [J]. 浙江中医药大学学报，1987.11(5)：21.

[6] 黄煌. 方药心悟 [M]. 南京：江苏科学技术出版社，1999：404.

[7] 雷根平.麻黄配伍经验谈：麻黄是个好东西,一药可以多用.中国中医药报,2018-01-15.

[8] 李赛美.名医经方讲录（第二辑）[M].北京：中国中医药出版社，2012：177.

[9] 吕修业.麻黄治疗遗尿症琐谈[J].中医杂志,1987(9)：69.

[10] 黄煌.张仲景50味药证[M].北京：人民卫生出版社,2020：59.

[11] 黄煌.黄煌经方医话临床篇[M].北京：中国中医药出版社,2017：132.

[12] 施建华.仲景用麻黄八法[J].山西中医,1997.13(6)：48.

[13] 尤怡.伤寒贯珠集.[M].北京：中医古籍出版社,1998：8.

[14] 黄煌.张仲景50味药证[M].北京：人民卫生出版社,2020：56.

[15] 马家驹,李雪,等.许公岩苍麻丸临床思维探析[J].北京中医,2016.35(10)：591-593.

[16] 晏婷婷,汪悦,乌头伍麻黄在治疗类风湿关节炎中的应用[J].河北中医,2007.29(1)：83-84.

[17] 黄煌.黄煌经方使用手册[M].北京：中国中医药出版社,2018：125.

[18] 黄煌.张仲景50味药证[M].北京：人民卫生出版社,2020：59.

[19] 吴雄志.吴述伤寒杂病论研究[M].沈阳：辽宁科学技术出版社,2016：373.

[20] 黄煌.张仲景50味药证[M].北京：人民卫生出版社,2020：60.